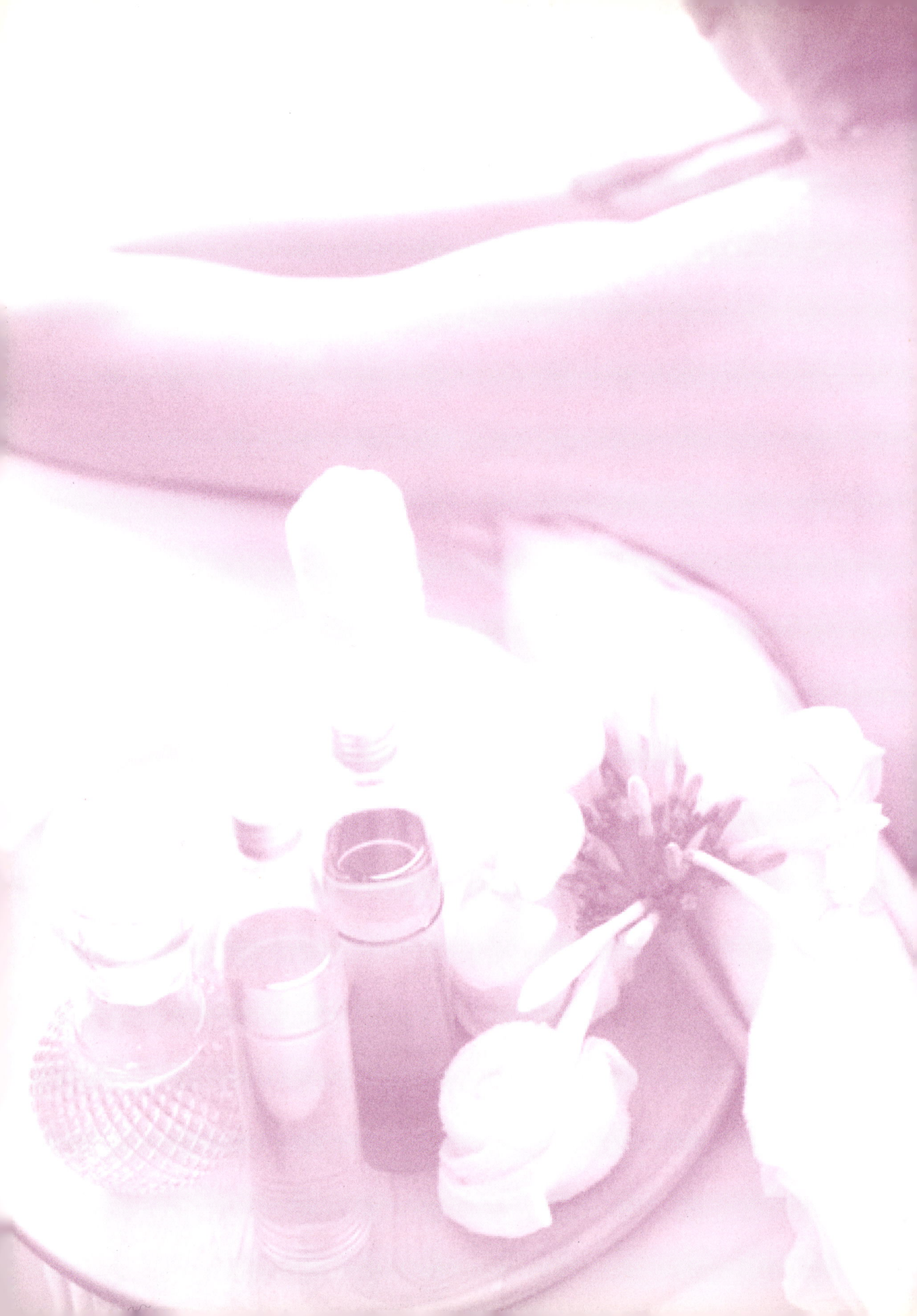

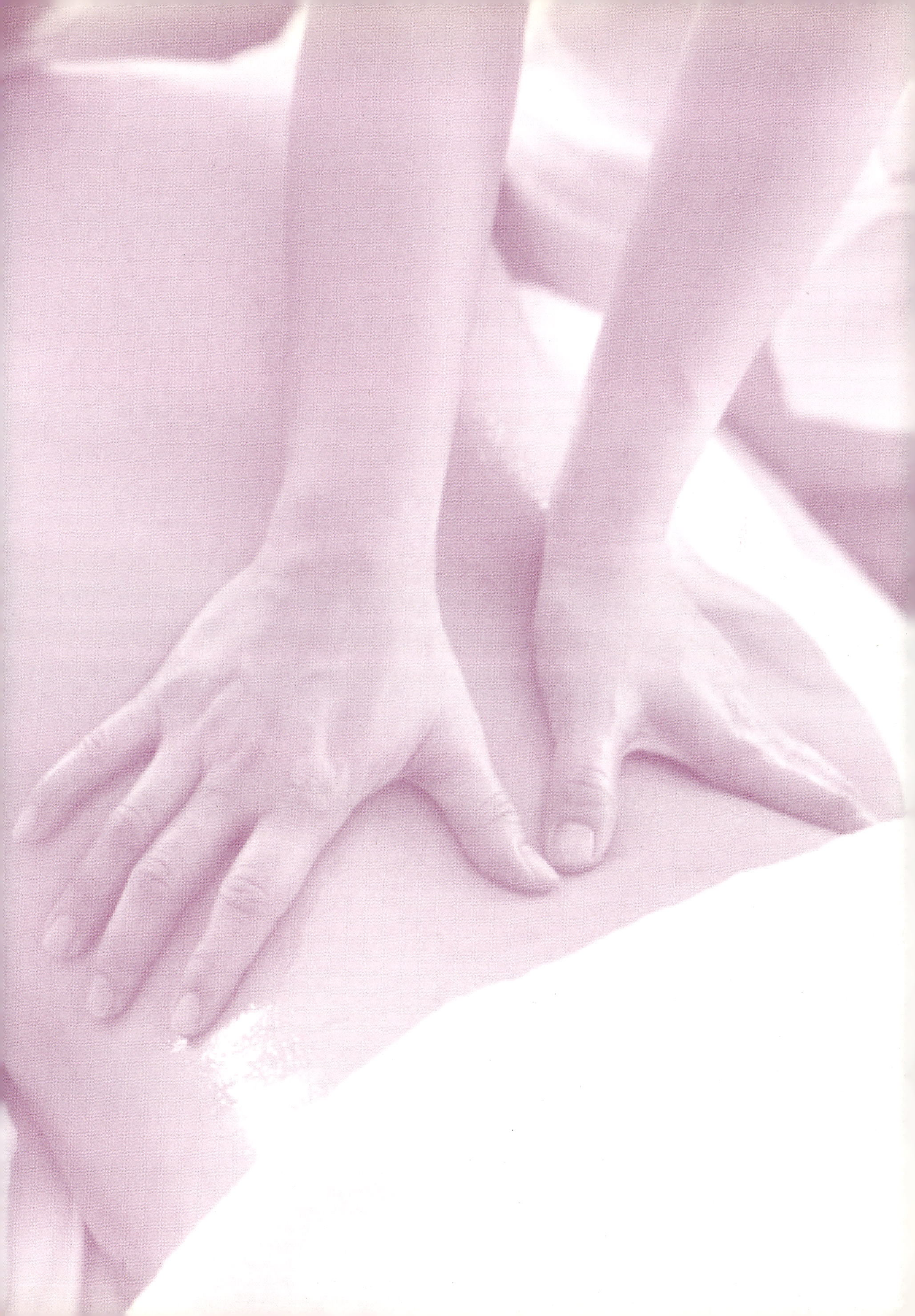

Aroma Therapy

NCS 적용교육

아로마 테라피

실습 스터디 가이드북

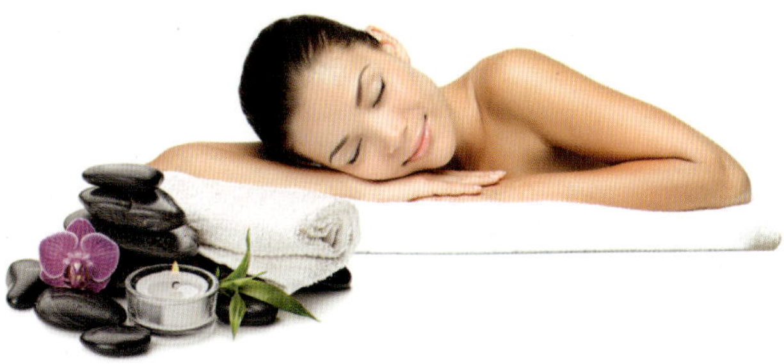

메디시인

머리말

아로마 요법은 허브 식물의 재배에서 가공 및 화장품 원료 추출, 음식에 사용되는 향신료, 그리고 건강을 위한 웰빙 · 힐링 등 다양한 분야에서 그 활용도가 높아지면서 많은 사람들이 먹고, 향기를 느끼고, 체험할 수 있는 산업이 되었습니다.

이 책은 아로마테라피의 영역이 확대됨에 따라 대학에서도 아로마테라피에 구체적이며 최계화된 방식으로 국가직무능력표준(NCS)이 설정되어, 그에 따라 산업현장에서 필요한 직무에 맞춘 전문적이고 수준별로 구분된 능력단위에 따른 세부적 내용을 참조하여 아로마테라피 실습서로 집필하였습니다.

구체적으로는 수행준거, 지식, 기술, 태도, 고려사항 등을 매 능력단위요소의 필요사항에 따라 각 차례별로 배정하여 기술하였으며, 이를 지침으로 수업진행 시 학습자의 편의를 위한 도표, 그림의 수행과 결과물을 함께 수록할 수 있도록 정리, 구성하였습니다.

이 책이 아로마테라피 과정을 체계적으로 배우고자 하는 학생들에게 도움이 되었으면 하는 바램이 간절합니다.

끝으로 이 책이 햇빛을 보기까지 많은 도움을 준 메디시언 임직원 여러분께 심심한 감사를 드립니다.

기해년 성하에

필자 대표

차례

Chapter 3 아로마 테크닉하기

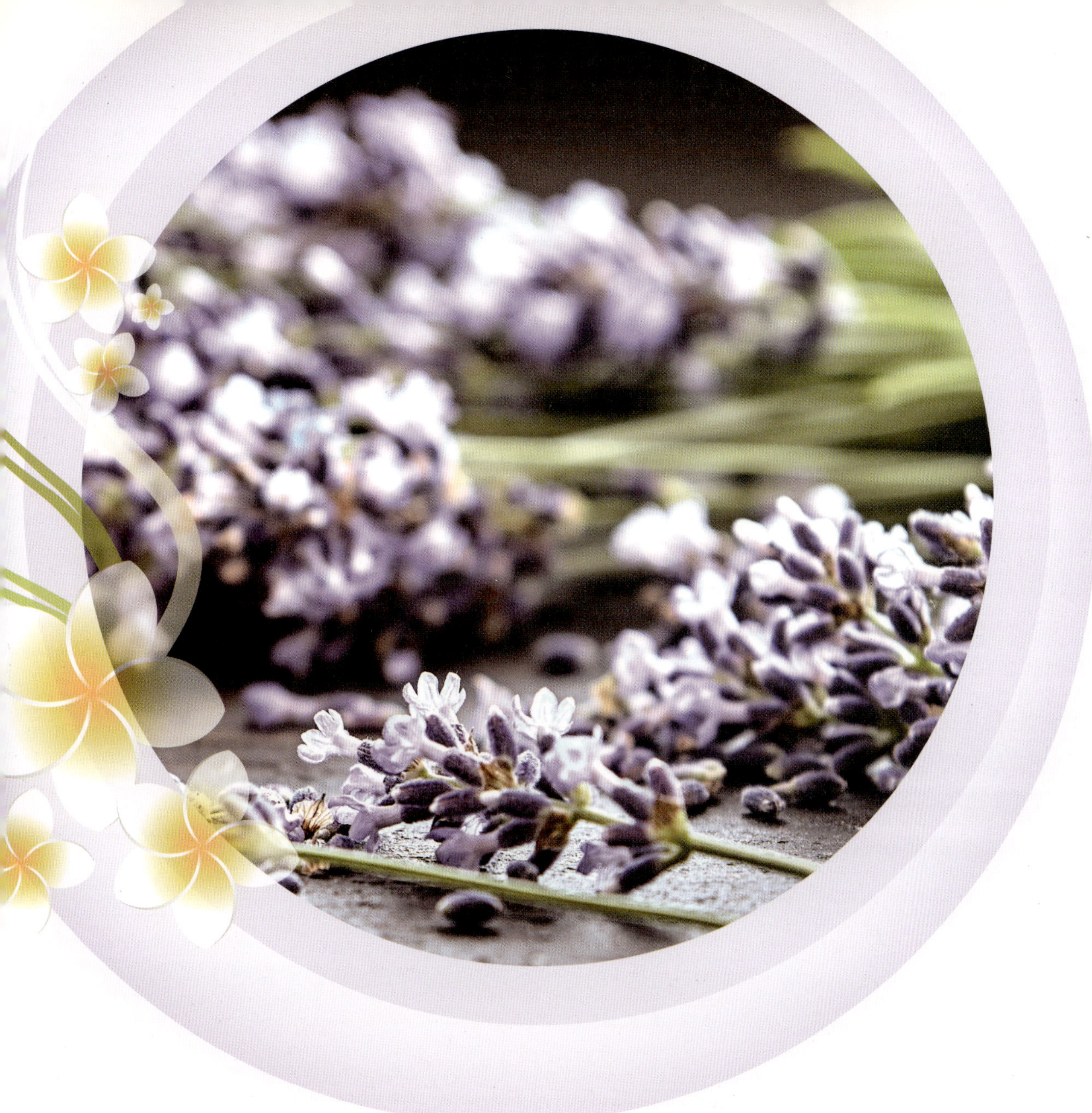

Chapter 1

아로마 선택하기

1. **에센셜 오일 관리** – 생산지와 보유기간, 보관 장소 등을 확인
2. 고객의 상태를 파악하여 취향에 맞는 **아로마 제품 선택**
3. 선택한 아로마 제품의 효능을 **고객에게 설명**

Chapter 1 아로마 선택하기

1201010233_16v3.1

(1) 아로마테라피Aromatherapy의 정의

① 아로마테라피라는 용어는 향 또는 향기를 의미하는 용어인 아로마Aroma와 치료Therapy를 의미하는 테라피의 합성어이다.

② 전 세계에서 자생하는 많은 식물들이 가지고 있는 그 특유의 향과 약용기능을 가지고, 향과 약용기능을 채취하여 이용하는 방법을 일컫기도 한다.

③ 아로마Aroma는 어의적으로 허브나 약초 등의 식물에서 발산되는 방향성 향기를 의미하며, 테라피Therapy는 치료 또는 치료를 위한 방법인 요법을 말한다.

④ 두 단어가 합성된 아로마테라피는 치료를 목적으로 하는 자연의 식물성 향기와 그 성분을 이용한 치료 또는 치료요법을 의미한다.

⑤ 아로마'의 의미는 식물체에서 추출한 에센셜 오일의 물리적인 성분과 향기를 함께 포함하며, 정신적·신체적 병리현상의 예방, 개선, 치료에 적용시킬 수 있는 자연요법의 일환으로서 이해되고 있다.

⑥ 여러 종류의 식물에서 채취한 꽃·줄기·잎·뿌리·열매 등을 사용할 수 있으며, 이를 인체에 적용함에 있어서 다양한 방법으로 실시할 수 있다. 그에 관한 연구효과 및 결과가 최근까지 여러 논문을 통하여 검증된 바 있다.

(2) 아로마의 효과

① 아로마 치료법은 식물의 향기에 의한 화학적·약리적 반응효과는 물론이고 물리적·정서적 반응에 의한 치료 효과를 동반하는 요법으로 단순히 후각으로 감지되는 향기 이상의 가치를 지니는 치료법이다.

② 아로마 치료의 개념과 그에 따른 치료법은 보완치료법 중에서는 가장 안전하고 편리하다는 장점이 있을 뿐만 아니라 건강과 기분 전환에 도움을 주며 손에 의한 마사지를 병행함으로써 그 효과를 쉽게 증가시킬 수 있는 장점을 지닌다.

③ 다양한 오일에 관하여 '아로마테라피 오일'보다는 '에센셜 오일'이라는 명칭으로 쓰여지고 있으며, 그 이유는 단지 향기에 의한 치료이기보다는 식물 자체가 지닌 고유한 필수 성분인 에센스 추출물에 따른 효능이 치료적 요인이기 때문이다.

④ 살아 있는 식물에는 스스로 성장하고 번식시키는 물질 이외에도 방어 및 병을 제어하고 상처를 낫게 하며 새살이 나오도록 작용하는 물질들이 있다.

⑤ 이러한 효능을 갖고 있는 에센셜 오일은 식물에서 추출한 식물성 에너지의 결정체라고 할 수 있다.

1. 에센셜 오일 관리
생산지와 보유기간, 보관장소 등을 확인

(1) 에센셜 오일의 평가기준은 다음과 같다.

① 식물학적 이름

② 식물의 추출 부위

③ 식물의 원산지

④ 추출 방법

1) 에센셜 오일의 기능

① 식물의 고농축 에센스인 에센셜 오일은 식물이 가진 고농축 에너지로서 유색 무색의 기름결정체로 응고될 수 있으며, 이런 향 성분들은 알코올이나 지방 등에 따라 용해된다.

② 에센셜 오일의 기능은 매우 다양하게 나타나며 이는 각각의 식물들이 가지고 있는 약효 및 재배과정에서 저장된 식물의 효능이 다르기 때문이다. 따라서 같은 식물이라도 재배조건과 지역 및 식물의 특정 부위에 따라서 효능과 효과가 다르게 나타나기도 한다.

③ 에센셜 오일의 기능을 간략히 정리하여 보면, 첫 번째로 몸과 마음까지 모두 영향을 줄 수 있다는 점이다. 두 번째는 식물의 휘발성 향기물질에 의해 신체의 특정기관과 두뇌에 자극을 줌으로써 인체의 자연치유력에 도움을 준다는 점이다.

2) 아로마 식물의 특성

① 좋은 에센셜 오일의 품질을 좌우하는 데 빼놓을 수 없는 요소이며 생태학적 조건인 토양과 기후, 화학비료의 유무, 수확시기, 유전적 요소, 식물이 자라는 고도 등에 따라 에센셜 오일의 화학성분 구조가 달라지게 된다.

② 아로마 오일은 자연 그대로의 수순한 제품으로 인공적이고 합성된 혼합물이 들어 있지 않으며 기타 오일이 첨가되지 않은 순수한 식물성 오일이다.

③ 아로마 오일의 산지는 주로 청정지역에서 좋은 품질의 오일이 나올 수 있는데, 이는 토양과 기후, 기상상태 변화가능, 입지조건과 일조시간, 강수량, 산지의 높이가 꽃의 형성과 오일의 함유 결정에 영향을 주며, 향 물질을 만드는 데 영향을 준다.

④ 식물의 수확시점을 정확하게 맞추는 것은 성공적으로 증류를 하는 데 있어 아주 중요하다. 계절의 바뀜에 따라 오일이 생화학적인 변화를 일으키는 데, 이에 관해 알면 가장 적당한 수확시기를 알 수 있으며, 이는 에센셜 오일의 수확시기에 따른 효과이다.

(2) 에센셜 오일 라벨의 표기사항은 다음과 같다.

① 제품명

② 학명 표기

③ 추출방법 및 추출부위

④ 혼합유무 및 비율
⑤ 유통기한
⑥ 용량 및 원산지
⑦ 보관 표기 사항
⑧ 주의사항
⑨ 노트 표기사항

(3) 에센셜 오일 및 캐리어 오일 사용 및 보관 시 주의사항

① 에센셜 오일은 100% 순수한 것이어야 하며 안전성이 높은 것으로 선정한다. 순수한 것이 아닐 경우에는 오심이나 부작용이 나타나며 효과가 떨어질 것이다.

② 에센셜 오일 원액을 피부에 직접 도포하는 것은 피하고 에센셜 오일은 반드시 희석하여 사용한다. 일부 오일은 예외 예) 라벤더, 티트리 외

③ 에센셜 오일은 휘발성이 강하므로 보관 시나 사용 후에는 마개를 잘 닫아 둔다.

④ 에센셜 오일은 빛으로부터 보호하기 위해 암갈색 또는 어두운 유리병에 보관하며 냉암소에 보관한다.

⑤ 눈, 입술, 코, 생식기 주변 등 점막 주위에 희석한 것도 사용하지 않는다.

⑥ 감귤류의 오일들은 자외선에 노출되기 전에는 사용을 피한다.

⑦ 알레르기Allergie나 중병에 걸린 환자인 경우에는 전문의와 상의 후에 사용한다.

⑧ 에센셜 오일이 눈에 들어간 경우에는 우유로 눈을 희석시키고 식물성 오일을 눈 주위에 떨어뜨린다. 사용한 에센셜 오일을 가지고 병원으로 간다.

⑨ 임신이나 영·유아에게 사용 시 전문의와 상의 후에 사용한다.

⑩ 에센셜 오일 사용 유효기간은 2년 이내이며 감귤류는 더욱 더 짧다. 한 번 개봉한 것은 가급적이면 기간 내에 사용하도록 한다.

⑪ 에센셜 오일 사용 시 각 오일의 안정성을 꼭 고려하여 사용한다.

⑫ 캐리어 오일도 신선함을 유지시켜 주어야 한다.

⑬ 캐리어 오일은 산화 부패하기 쉬우므로 차고 어두운 곳에 보관한다.

⑭ 직접 블렌딩 한 마사지 오일에센셜 오일 + 캐리어 오일은 가능한 6개월 이내에 사용하는 것이 좋다.

⑮ 1~2일 전에 미리 오일을 만들어 놓으면 캐리어 오일과 에센셜 오일이 적절하게 섞여 사용이 용이하다.

⑯ 반드시 불투명 갈색 차광병에 담고 나서 뚜껑을 잘 닫은 후에 냉장 보관하는 것이 좋다.

2. 고객의 상태와 취향에 맞는 아로마 제품 선택

1. 에센셜 오일 선택 요령

① 에센셜 오일의 학명origin name을 확인한다.
제품의 용기에 라틴어로 적혀 있으며 오일의 특성을 구분 짓는 기준이 된다.

② 생산지를 확인한다.
식물의 재배지 환경토양, 기후 등에 따라 식물의 향기물질은 결정되고 특성은 달라진다.

③ 에센셜 오일의 추출방법을 확인한다.
각 허브의 향기 물질의 특성에 맞는 추출방법을 사용하여 얻게 된 에센셜 오일만이 효능을 발휘할 수 있다.

④ 에센셜 오일의 용기를 확인한다.
드로퍼dropper가 부착이 되어 있으며 자외선을 차단할 수 있는 암갈색 또는 불투명유리병 및 알루미늄 용기에 들어 있는지를 확인한다.

⑤ 에센셜 오일을 손등에 떨어뜨리거나 문질러 보고 향을 맡아 본다.
심하게 미끈거리거나 휘발하지 않고 피부에 잔여물이 남을 경우 케리어 오일이 혼합되었거나 불순물이 들어 있을 수도 있다. 또한, 정유가 쉽게 휘발되는 것은 정유에 알코올을 넣어 휘발력을 높인 것일 수도 있다.

⑥ 에센셜 오일을 알코올이나 물에 섞어 본다.

알코올 희석 시 잘 섞이지 않는 것은 다른 지방유나 레진 등의 불순물이 많이 들어 있는 것일 수 있다. 또한 물에 혼합 시, 물이 뿌옇게 되거나 우유 빛을 띠는 것은 불순물이 많이 들어 있다는 뜻이다

⑦ 에센셜 오일을 케리어 오일에 섞은 후 에센셜 오일의 점도를 비교해 본다.

소량의 에센셜 오일을 손으로 비벼 점도를 느껴 본다. 그리고 다른 손에는 케리어 오일에 에센셜 오일을 섞은 것을 손으로 비벼서 점도를 느껴 본다. 에센셜 오일의 양을 늘리기 위해 에센셜 오일에 케리어 오일을 혼합하기도 하기 때문이다.

⑧ 가스 크로마토그라피gas chromatography를 이용한 성분 조사

전문기관에 의뢰하여 에센셜 오일의 성분을 조사하는 방법으로 비용과 시간이 소요된다. 휘발성 물질을 고분자액체와 가스carrier gas사이의 분배를 이용해서 향기성분을 분리하고 검출기로 크로마토그램chromatogram이라는 결과를 얻어 비교하는 방법이다. 에센셜 오일 공급처에 성분 분석표를 의뢰하여 각 에센셜 오일의 성분을 알 수가 있다. 간혹, 에센셜 오일에 들어 있지 말아야 할 독성 물질이나 불순물이 들어 있는 것을 확인할 수 있다.

2. 에센셜 오일의 특성

① 에센셜 오일은 약용 식물Herb에서 추출한다.

② 에센셜 오일은 약리효과를 가지고 있다.

③ 에센셜 오일는 독특한 향기를 가지고 있다.

④ 에센셜 오일은 액체이며 증기의 성상을 가지고 있다.

⑤ 에센셜 오일은 휘발성이 강하다.

⑥ 에센셜 오일은 빛, 산소, 열에 약하다.

⑦ 에센셜 오일은 물에 잘 녹지 않는 비수용성이며 지방과 알코올에 잘 녹는다.

⑧ 에센셜 오일은 적게는 수십 가지 많게는 수백 가지의 화학성분으로 이루어진 체계적인 화합물이다.

⑨ 에센셜 오일은 미량금속, 이온의 존재 하에서는 물질을 변색이나 변취시킬 수 있다.

⑩ 에센셜 오일은 pH 변화에 민감하다.

3. 에센셜 오일 추출법

(1) 증류법Distillation

① 증류법은 식물을 에센셜 오일을 얻기 위한 방법으로 가장 오래된 방법 중 하나이다.

② 첫째 물을 이용한 증류법은 채취한 식물을 가열기 안에 넣고 물이 완전히 잠기게 한 후에 끓여 준다. 열에 의해 식물에서 추출된 에센셜 오일은 탱크의 최상부 튜브로 들어가며, 튜브의 굴곡을 따라 내려가며 증기가 식으면서 액체형태로 모이게 된다. 이때 에센셜 오일 화합물은 물보다 가벼우므로 물 층과 오일 층으로 분리가 되며, 오일 층을 따로 모아서 에센셜 오일로 사용하게 된다.

③ 대표적인 증류법 오일은 네롤리neroli와 장미와 같은 열에 약한 오일에 주로 사용된다.

④ 두 번째 방법인 수증기 증류법은 에센셜 오일을 직접적으로 밖으로 추출해 내는 가장 일반적인 오일 추출법이며 가장 경제적인 방법으로 여겨서 널리 사용되었다.

⑤ 수증기를 이용하여 꽃이나 잎 및 줄기 같은 것을 바로 수확하거나 식물의 종류에 따라 처음에는 약간 말린 다음에 증류시킨다. 식물이 증기에 의해 뜨겁게 되면, 에센셜 오일이 식물에서 분리되어 증발되게 되는데, 증발되어 나온 에센셜 물질이 증기와 함께 차갑게 식히는 관으로 들어가며 차가운 물통을 지나게 되어 냉각시키면 액체 상태로 농축된다. 이때 에센셜 오일의 성분은 통위에 뜨거나 아래에 가라앉으며, 냉각과정에서 아로마 성분이 녹아 있는 물을 플로럴 워터Floral water라 한다. 다른 말로 히드로졸Hydrosol이라고도 한다.

⑥ 수증기 증류법은 대량으로 아로마 오일을 얻을 수 있는 장점이 있으며, 고온

에서 일부 열에 불안정한 성분이 파괴되는 단점이 있으므로, 열에 의해 손상 당하지 않을 수 있는 식물에 사용한다.

⑦ 세 번째로 물 확산 추출법Hydro-diffusion을 들 수 있는데, 증기 추출법과 유사한 추출법이다.

⑧ 물 확산 추출법은 수증기가 탱크의 최상부로 통과하여 식물체를 통과 한 후 아래로 내려가면서 여과되고 같은 탱크의 아래 부분에서 식게 됨으로써 휘발성 화합물이 모이는 방식이다. 낮은 온도이므로 열에 의해 최소의 휘발성 노출이 되며 4시간의 빠른 공정으로 이루어지는 장점이 있다. 나무나 나무껍질에서 추출되는 에센셜 오일에 주로 사용된다.

히드로졸 *Check Point*

아로마테라피의 방향aromatic 성분이 정확히 정해진 농도, 즉 물에 균일하게 녹을 수 있는 최대 양으로 치유 과정에 적용된다. 정유와 그 성분은 물에 녹지 않는 것처럼 보이지만, 정확히 살펴보면 증류 과정에서 식물로부터 얻게 되는 방향 성분 중 소량이 실제로는 물 층에 존재한다. 모든 방향 물질들은 물에 대해 최대 용해도 값이 있고, 이 지점을 넘어야 이들 방향 물질들, 즉 정유가 물 층 위에 구분된 층으로 분리되기 시작한다.

히드로졸은 방향 물질이 녹아 있는 상태이므로 조직을 자극하는 오일 같은, 즉 친유성 상lipophilic phase이 없다. 반대로, 히드로졸이 자극이 없을 뿐만 아니라 항염증, 즉 자극을 완화하는 작용이 있다. 히드로졸이 종종 민감한 환자의 치료에 더 적합하다는 사실이 아로마테라피에서 예전부터 알려진 것도 이런 이유 때문이다.

(2) 압착법Expression

① 압착법을 이용한 추출법은 감귤 과실의 껍질을 추출할 때 많이 사용된다.

② 레몬, 오렌지, 자몽, 베르가못bergamot 등등의 과실의 껍질에서 추출하는 오일은 열에 매우 약하므로 열이나 수증기를 가하지 않고 식물에 압력을 가하여 추출하는 방법이다.

③ 감귤류 에센셜 오일은 껍질속 과실을 잘게 썰어 약간의 물과 함께 섞은 후에 기계를 이용해 즙을 짜내고 이 액을 원심분리기를 이용해서 물과 오일로 분리한다.

④ 압착할 때 향기 성분이 일부 파괴되는 것을 막기 위해 감귤류 껍질을 보통 냉각한 후 압착을 하며, 냉각 압착법이라는 용어를 사용하기도 한다.

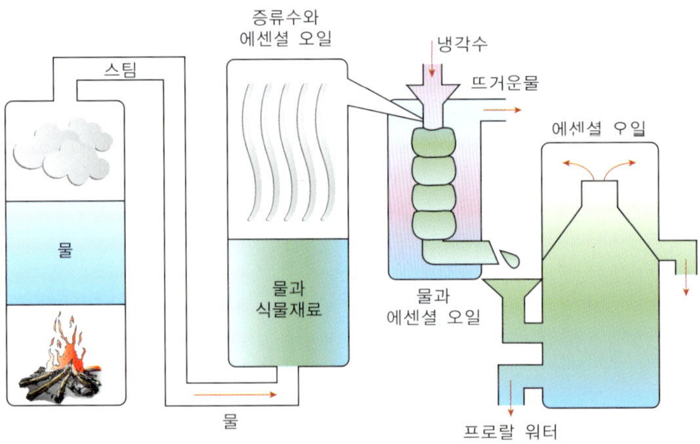

그림 1-1 증류법

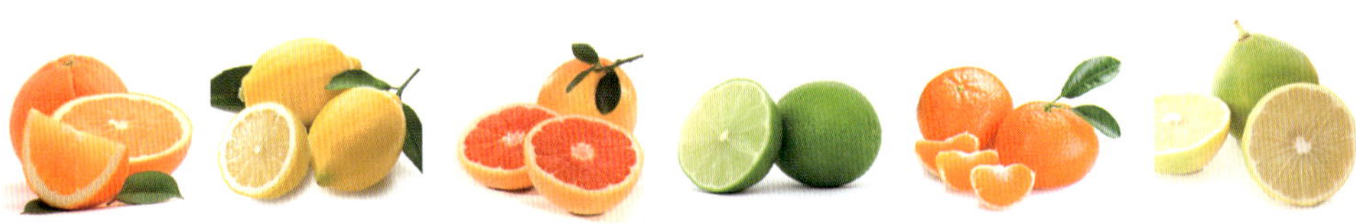

Orange Lemon Grapefruit Lime Mandarin Bergamot

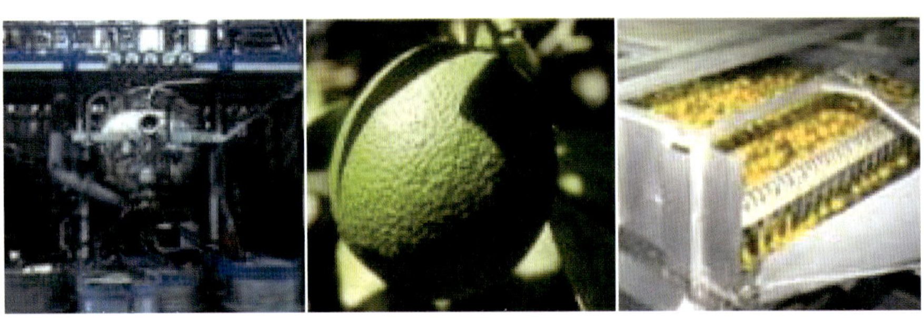

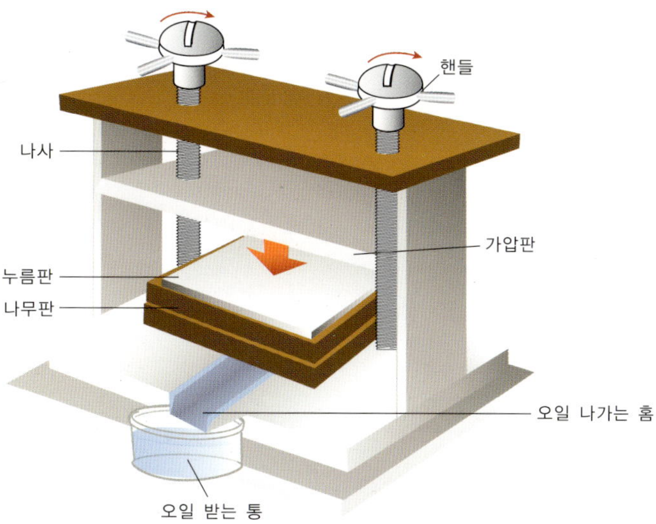

그림 1-2 압착법

(3) 용매 추출법Solvent extraction

휘발성 또는 비휘발성 용매를 이용하여 오일을 추출하는 방법을 용매 추출법이라 한다.

1) 휘발성 용매 추출법

① 휘발성 용매는 에테르, 헥산hexane, 에틸 알코올과 비휘발성 용매인 동물성 지방 등을 이용한다.

② 열에 의한 증류방법으로 추출되지 않은 적은 양의 에센셜 오일을 가진 식물들에 사용한다.

③ 식물의 꽃에 헥산과 석유 에테르와 같은 휘발성 유기 용매를 첨가하여 일정시간 냉암소에 침적시킨 후 향기 성분을 녹여내는 방법이다. 이렇게 녹여낸 정유는 왁스가 함유된 고형물질로서 다른 용기에 담아 에틸 알코올을 첨가하면 왁스는 녹지 않고 아로마 오일만 녹게 된다.

④ 왁스를 제거하고 농축시키면 에틸 알코올에 용해되는 성분인 아로마 오일만 남게 된다.

⑤ 이러한 오일을 앱솔루트Absolute라고 한다.

⑥ 재스민, 장미 같은 아로마 오일 함량이 매우 적은 식물에서 효과적으로 추출하는 방법이며, 숙련된 기술과 비용이 많이 드는 단점이 있다. 또한 기술력에 따라 앱솔루트에 소량의 유기용매가 잔존할 수 있는 단점이 있다.

2) 비휘발성 용매 추출법

① 비휘발성 용매 추출법은 냉침법Enfleurage과 온침법Meceratim을 들 수 있는데, 고대 시대부터 사용된 오래된 방법으로 현재는 많이 사용하지 않는 방법이다.

② 냉침법은 동물성·식물성 지방을 이용하여서 에센셜 오일을 추출하는 방법이다.

③ 동물성이나 식물성 지방을 시트Sheet에 펴 발라 둔다. 이 위에 식물의 꽃을 오려 두고 일정시간 두면, 꽃과 지방유가 합쳐진 상태인 포마드pomade가 되며, 이런 포마드를 에탄올 용매에 녹여 에센셜 오일을 추출한다. 이 에센셜 오일은 알코올이 많이 가지고 있으므로, 알코올을 증발시키고 순수한 에센셜 오일인 앱솔루트를 추출한다.

④ 이 방법은 많은 시간이 소비되는 방법으로 포마드 단계에서 향수와 두발화장품용으로는 사용되지만, 앱솔루트 추출은 거의 사용되고 있지 않다.

⑤ 온침법은 냉침법의 방법과 유사하다. 동물성이나 식물성 기름을 60~70℃에 가열하여 그 오일에 식물의 꽃잎을 일정시간 넣어 둔다.

⑥ 이런 방법을 반복하여 포마드 형태의 향기 물질을 얻으며, 이를 용매를 이용하여 다시 추출하는 방법이다. 단시간에 향기 물질 추출 시 사용되었다.

⑦ 최근의 용매 추출법은 동물성·식물성 기름 대신에 헥산Hexane을 용매로 이용한 방법을 많이 사용하며 유기용매 추출법은 로즈나 재스민을 생산할 때 사용한다.

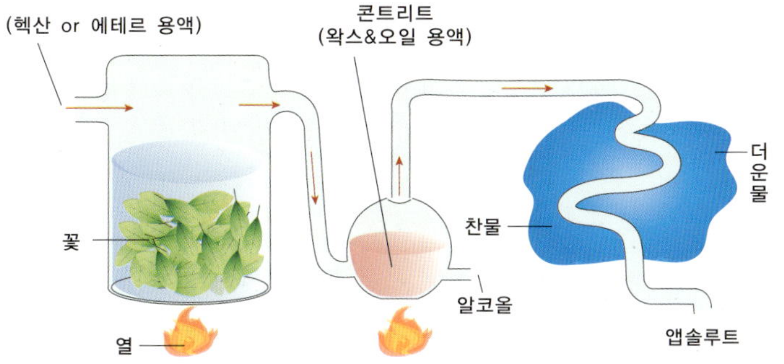

그림 1-3 용매추출법www.aromainlife.com

솔벤트 추출

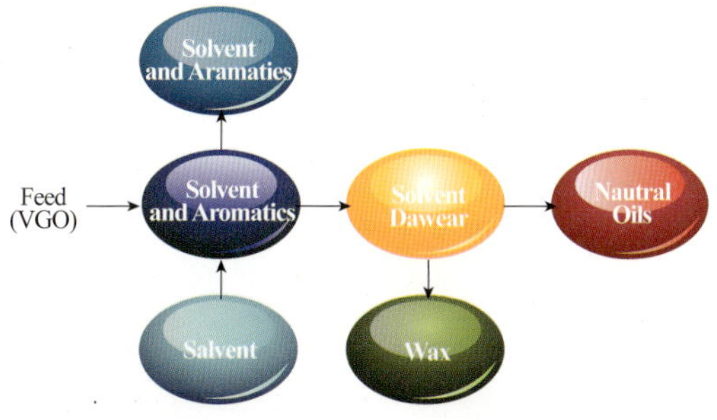

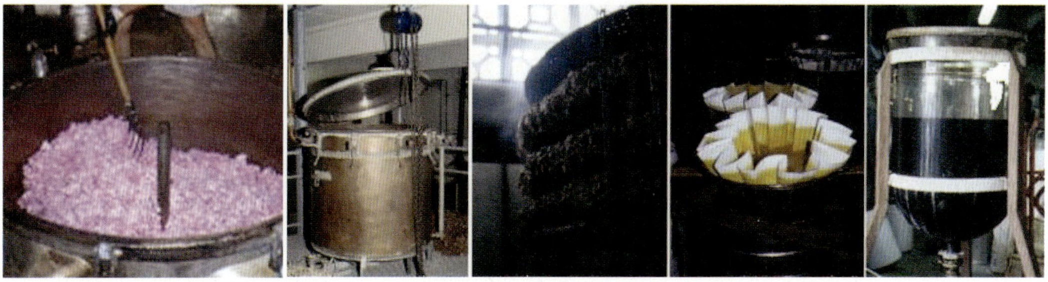

냉침법

온침법

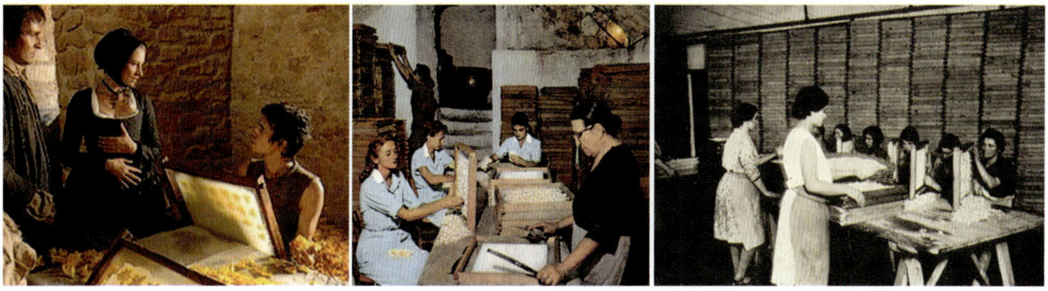

그림 1-4 솔벤트 추출과 냉침법 및 온침법

(4) CO_2 추출법 CO_2 extraction

① CO_2 가스를 이용하여 추출하는 방법이다.

② 가스는 온도와 압력에 따라서 기체와 액체 상태일 수 있으며, 온도를 내리고 압력을 높일 때 고체의 형태로 변하게 된다.

③ CO_2 추출법은 저온에서 추출이 가능하므로 열에 약한 향기 성분을 유지하고 추출할 수 있으며, 헥산과 석유 에테르에 비해 잔류 용매를 거의 남기지 않는다.

④ 고 순도의 질 좋은 아로마 오일을 추출하는 데 사용한다.

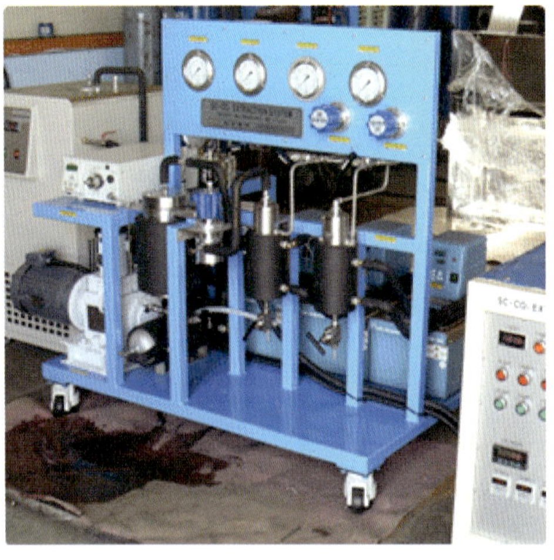

1L 추출장치

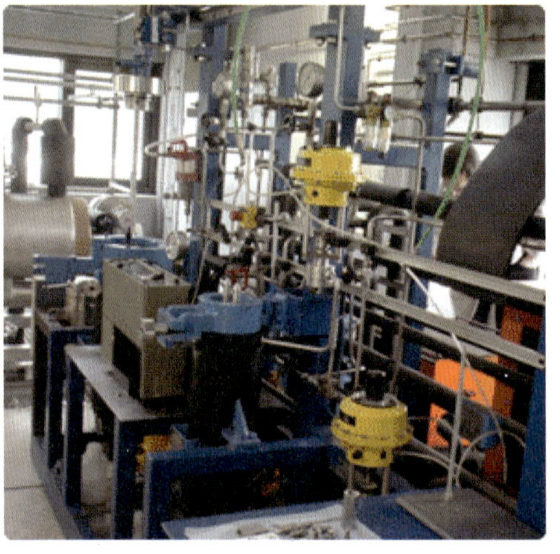

5L 추출장치

그림 1–5 CO_2추출법supercritical CO_2 extraction

인퓨즈 오일infuse oil이란 ?

Check Point

대부분의 오일들은 증류법, 압축법, 용매추출법 등을 이용하여 천연 순수 오일을 추출한다. 인퓨즈 오일은 일반 식물성 오일에 허브를 담근 후에 여과해서 사용하는 오일로 캐리어 오일의 한 변형된 오일이라고 생각하면 된다.

4. 고객의 상태와 취향에 맞는 아로마 제품

(1) 향기에 따른 분류

계 열	향의 특성	주 효능
스파이시	풍부하고 따뜻한 향	신경통, 근육통
나무	나무향의 상쾌한 향	비뇨, 생식기 감염
허브	허브 계열의 약초 향	호흡기질환, 면역력 강화
감귤	감귤류 계통의 상큼한 향	기분전환
꽃	화사하고 우아하며 달콤한 향	항우울증, 피부재생
엑소틱스	이국적 관능적인 향	이완, 진정
레진	수지와 수액에서 추출한 깊은 향	진정, 소독, 살균

(2) 추출 부위에 따른 분류

추출 부위	효능	톱 노트	미들 노트	베이스 노트
꽃잎	항우울	바질, 클라리세이지	로즈메리, 라벤더, 페퍼민트, 마조람, 야로, 타임, 히솝	
꽃	해독, 진정		카모마일 로만, 카모마일 저먼, 라벤더	재스민, 네롤리, 일랑일랑
잎	비염, 호흡기 질환	세이지, 티트리, 페티그레인, 유칼립투스, 시트로넬라, 레몬그라스, 오렌지스위트, 네롤리, 팔마로사, 카유푸트	사이프러스, 제라늄, 페퍼민트	파초울리, 시나몬, 멜리사
감귤 껍질	기분전환, 원기회복	오렌지스위트, 만다린, 레몬, 그레이프 프루트, 베르가못		
열매	해독		페널, 블랙 페퍼	
씨앗	이뇨	코리앤더, 애니시드	주니퍼 베리	너트메그

추출 부위	효능	톱 노트	미들 노트	베이스 노트
나무	이완, 소독, 살균	캠퍼	파인	시더우드, 로즈우드, 샌달우드
수지	비뇨, 생식기, 방부			프랑킨센스, 미르, 벤조인
뿌리	신경통 완화 작용			베티버, 진저, 안젤리카

(3) 에센셜 오일 향의 성격

향의 성격	특 징
균형	골고루 화합되는 향
확산	제라늄, 일랑일랑
건조	파초울리
평범	특징이 없는 향
신선함	감귤 계통
거칠	시트로넬라
무거움	재스민, 일랑일랑
가벼움	네롤리, 프렌치 라벤더
곰팡내	베티버
풍부함	일랑일랑, 로즈
날카로움	레몬, 카유푸트
달콤함	로즈, 애니시드
매끄러움	샌달우드, 시더우드
따뜻함	진저, 블랙페퍼, 재스민, 로즈

3. 선택한 아로마 제품의 효능을 고객에게 설명

1. 에센셜 오일의 체내 흡수 경로

에센셜 오일의 성상은 오일 상태인 액체Liquid와 독특한 향을 내는 증기Vapour로 나눌 수 있다. 액체인 경우에는 피부나 입을 통해서, 증기인 경우에는 폐와 코를 통해 인체로 흡수된다.

(1) 피부를 통한 흡수

① 피부는 인체를 외부의 유해인자로부터 보호하고 있으며 인체를 구성하는 가장 방대한 기관으로 에센셜 오일을 체외에서 체내로 흡수시켜 주는 통로 역할을 한다.

② 에센셜 오일의 입자가 매우 미세하고 지방물질에 쉽게 용해되어 피부에서 분비하는 피지 성분에 쉽게 녹아 피부에 곧 흡수가 된다.

③ 이렇게 흡수된 에센셜 오일의 미세한 입자들은 림프관 또는 모세혈관으로 흡수되어 몸을 순회하며 전신에 분포되어 세포, 조직과 기관에 영향을 미친다. 여분의 에센셜 오일의 입자들은 신장, 폐, 피부 등을 통해 체외로 배설된다.

(2) 입을 통한 흡수

① 입을 통한 흡수는 음식물의 소화과정과 같다.

② 입안의 음식물의 저작 작용을 통해 위, 소장, 대장을 통과하듯 소화과정과 동일한 일륜의 과정을 거치게 간다.

③ 하지만 정유를 음용하는 것에 대해 아로마 관련 단체 또는 아로마테라스트 사이에서 여러 주장을 하고 있다.

Check Point

주장 1. 음용을 절대 피한다.

에센셜 오일의 짙은 농도와 일부 오일의 유독성 때문에 입을 통한 흡수 시, 에센셜 오일의 특정 성분이 인체에 해를 끼칠 수 있다. 특히, 미국이나 영국 외 기타 국가에서는 에센셜 오일 원액 음용을 법적으로 규제하고 있다.

주장 2. 음용을 찬성한다.

프랑스에서는 전통의학을 배운 의사나 약사는 에센셜 오일에 식물성 오일을 희석하여 음용을 권하고 있다. 예를 들면, 마늘에서 추출한 에센셜 오일을 정제하여 호흡기 질환의 내복약으로 이용하고 있다.

주장 3. 극미량은 상관없다.

각종 식품, 음료에 에센셜 오일을 극소량 희석하여 먹는 것은 상관 없다.

에센셜 오일은 입을 통해 흡수를 시키는 대신에 피부·코·폐를 통해 흡수를 시키거나 허브차를 추천할 것을 제안하고 있다.

허브차 종류와 효능

① 라벤더Lavender

- 특유의 진정 성분이 피부 깊숙이 침투되어 정상 피부와 건조한 피부에 효과적
- 피부재생기능–피부 트러블이 나거나 문제성 피부를 진정
- 숙면과 긴장 완화 효과

② 재스민Jasmine

- 혈액순환을 좋게 하고 마음을 편안하게 해주어 안색을 밝혀 줌
- 호르몬을 조절해 주어 모든 피부에 적합하여 피부상태를 정상화함
- 적당한 보습과 피지 분비를 도와 예민한 피부 진정, 피부 탄력에 효과
- 생리통 완화 효과

③ 히비스커스Hawaiian Hibiscus/Rose of China

- 신진대사 조절, 비만 예방에 도움
- 항산화 물질을 함유

- 이뇨작용 성분이 있으므로 신장 이상 시 주의 필요함
- 특유의 신맛으로 공복 시 섭취 지양

④ **로즈메리**Rosemary

- 혈액순환을 좋게 하며 머리를 맑게 하여 안색을 밝게 해줌
- 피부세포 재생이 빨라지게 하여 탄력회복
- 항산화 기능이 우수해 피부 트러블을 효과적으로 방지하고 항균작용 우수

⑤ **카모마일**Chamomile

- 뛰어난 진정효과
- 외부 환경에 의해 건조해지고 예민해진 피부에 효과적
- 피로회복 및 숙면하는 데 도움을 줌

⑥ **페퍼민트**Peppermint

- 피부의 생기를 자극하고 조직을 강화해 피부 탄력을 복구
- 붓기를 없애는 디톡스detox, 독소제거 효과도 뛰어나고 모공 수축에도 효과적
- 지성 피부의 피지를 제거하여 피부 pH밸런스 조절
- 혈액순환을 촉진시켜 안색을 맑게 함

(3) 코를 통한 흡수

① 코를 통해 흡입된 공기는 후각조직에 도착하고, 도착한 공기 중에 있는 향기물질이 후각조직의 후선모, 후각소포, 후각세포, 후각신경섬유의 경로를 통해 뇌에 자극을 전달하는데, 어떠한 형태로 뇌에 전달하는지는 정확하게 밝혀진 바 없지만 다음과 같은 학설이 있다.

② 효소설, 흡착설, 측면 구조와 기능 그룹에 관한 설, 입체 구조설, 진동설 등이다.

Check Point

• **효소설**The Enzyme Theory

후각기관에 있는 효소는 냄새에 의하여 영향을 받아 자극으로 변한다. 세포 안에는 많은 신진대사 과정이 일어나는데, 그 중에 제어 단백질이라고 하는 단백질이 특별한 입체 구조적인 인식을 함으로써 냄새를 느끼게 할 수 있다는 학설.

• **흡착설**The Theory of Interfacial Adsorption

냄새 감각을 인접한 후각막과 점액의 소수성·친수성의 공유 영역에서 일어나는 반응에 의해서 자극된다는 것, 즉 물과 오일의 상호 층 사이에서 흡착 활성 에너지와 분자의 교차 부분 사이의 관계가 연결되어 냄새를 감지한다는 학설.

• **측면 구조와 기능 그룹에 관한 학설**The Profile Functional Group Theory

냄새의 특징은 냄새물질의 크기, 모양과 함께 분자의 말초기능기에 관계된다는 학설.

• **입체 구조설**The Stereochemical Theory

냄새의 차이는 냄새분자의 외형과 길이 및 폭 등에 의해 결정된다는 설로 몬크리프Moncrieff, 1951의 생각을 아무르Amoore, 1962가 발전시킨 학설.

• **진동설**The Vibrational Theory

냄새를 내는 물질로부터 그것을 감지하는 동물이나 사람에게 광이나 음과 같은 진동에 의해서 냄새가 전파되어 후각을 자극하여 냄새가 난다는 설.

(4) 폐를 통한 흡수

① 호흡할 때 코로 통해 인체 내에 흡수된 에센셜 오일의 향기 물질의 일부는 뇌로 일부는 코를 통해 폐로 들어가게 된다.

② 향기물질은 기관과 기관지를 지나 기관지 끝자락에 분포된 포도알 같은 '폐포'라는 곳에 도착하게 된다.

③ 폐포는 가느다란 모세혈관으로 촘촘히 감싸져 있으며 이러한 모세혈관은 동맥, 정맥과 연결되어 있다.

④ 에센셜 오일의 향기 물질은 폐포를 감싸고 있는 모세혈관들을 통해 흡수되어 전신을 순환하며 세포 및 조직과 기관에 작용한 후 남은 향기물질은 폐·피부·신장을 통해 체외로 배출된다.

2. 에센셜 오일의 사용방법

(1) 마사지Massage

① 증상에 맞는 에센셜 오일과 베이스 오일을 선택하여 블렌딩하여 사용한다.

② 블렌딩 시 사용되는 에센셜 오일은 증상에 따라 1~3% 미만이어야 한다.

③ 소화불량이나 류머티즘과 같은 신체적 통증에 사용하는 경우에는 불안이나 초조 등의 감정적인 증상보다는 강한 농도로 사용 가능하다.

④ 대개 20방울의 에센셜 오일은 1mL1/4tsp와 동량으로 아래와 같은 예를 참고로 사용할 수 있다.

⑤ 임산부, 어린아이, 유아, 얼굴에 사용 시에는 1% 이내로 사용한다. 보디에 사용 시에는 3% 이내로 사용한다.

⑥ 통증을 느끼는 신체의 특정한 부위를 에센셜 오일 원액을 이용해 직접 문질러 주는 것도 좋은 효과를 볼 수 있다.

(2) 스킨 오일과 로션skin oil and lotion

① 소량의 에센셜 오일을 크림, 스킨, 로션, 오일 등에 섞어 사용할 수 있다.

② 예를 들면 종기나 포진 등과 같은 증상에 알코올을 함유하고 있는 로션이나 크림보다 증상을 호전시킬 수 있다.

(3) 온습포, 냉습포Hot and Cold Compresses

① 에센셜 오일을 사용하여 고통을 덜어 주거나 염증을 가라앉히는 데 효과적인 방법이다.

② 뜨거운 찜질을 이용하는 방법은 4~5방울의 에센셜 오일을 뜨거운 물이 담긴 볼에 넣고 천이나 가제수건을 이용하여 볼 안의 물에 충분히 적셔 준 후 환부가 뜨거워질 때까지 계속 교환해 가며 찜질해 주는 것이다. 이 방법은 허리 통증이나 류머티즘, 치통 ,귀의 통증, 관절염, 종기 등에 좋다.

③ 차가운 찜질은 뜨거운 물 대신 차가운 물을 사용하는 것으로 뜨거운 찜질법의 방법과 같다. 이 방법은 염좌, 쥐가 나거나, 열을 내릴 때, 부은 곳을 가라앉힐 때 이용한다.

(4) 모발 케어Hair Care

① 모발을 마지막으로 헹구어 주거나 샴푸를 쓸 때 에센셜 오일 소량을 사용해도 좋은 결과를 얻을 수 있다.

② 손상된 모발을 위해서는 모발의 건강상태에 따라 호호바 오일jojoba oil, 스위트 아몬드 오일sweet almond oil, 올리브 오일olive oil 등의 영양이 풍부한 식물성 베이스 오일에 에센셜 오일을 3% 정도 혼합하여 두피와 모발에 바른 후 따뜻한 타월로 머리를 감싸고 1~2시간 팩을 하여 준다.

③ 로즈메리rosemary, 웨스트 인디언 베이west indian bay, 카모마일chamomile 같은 오일들은 모발이 건강하게 자라도록 돕고 베르가못bergamot, 티트리teatree는 비듬 제거에 효과적이다.

(5) 꽃잎 수렴수Flower Waters

① 꽃잎 수렴수는 20~30 방울 에센셜 오일에 100mL의 생수나 이온수를 섞어 어두운 곳에서 며칠 동안 둔 후에 필터 종이를 사용하여 걸러 내면 된다.

② 이 방법은 여드름이나, 피부염, 습진 같은 증상을 관리하거나 예방하는 데 유용하며 피부 보습제로 이용된다.

③ 라벤더lavender, 오렌지orange, 로즈rose 등 다양한 에센셜 오일을 이용해 여러 증상에 맞는 꽃잎 수렴수를 이용할 수 있다.

(6) 목욕Bath

① 에센셜 오일을 이용한 목욕 방법은 로마인들에 의해 시작되었고, 현재에는 에센셜 오일과 물을 혼합한 하이드로 테라피hydrotherapy가 활성화되고 있다.

② 피부 트러블, 근육통, 류마티스, 관절염 등의 관리를 위해 널리 이용된다. 욕조에 물을 받은 후, 에센셜 오일을 약 10~15 방울을 넣어서 사용한다.

③ 사용되는 일부 에센셜 오일은 피부를 자극할 수 있으므로 에센셜 오일과 물이 잘 혼합되도록 천연 유화제 역할을 하는 소금, 보드카, 말린 허브, 생크림 등을 이용하면 효과적인 아로마 목욕을 즐길 수 있다.

(7) 증기 요법Vaporization

① 실내를 향으로 가득 채우기 위해 연기처럼 향을 강렬하게 일으키는 방법으로 오일 확산기 등을 이용하는 방법이다.

② 대체적으로 소량의 오일을 조명의 전구 위에 올려놓거나 난방기 위에 물이 담긴 볼을 올려놓고 오일을 발향한다.

③ 예를 들면, 프랑킨센스frankinecense와 시더우드cedarwood는 오래 전부터 평화롭고 안락한 분위기를 만드는 데 사용한다.

④ 시트로넬라citronella, 레몬그라스lemongrass 같은 휘발성 오일 등은 공기 정화제 역할로 곤충이나 해충에 대한 퇴치제, 담배 연기 정화제로 사용되며 감기나 열병 같은 감염성이 강한 세균들로부터 주변 환경을 보호하는 데 사용한다.

⑤ 유칼립투스 오일eucalyptus oil은 취침 시 호흡 곤란이나 아이들의 기침에 도움을 주며, 베개 안이나 옷에 한방울 정도 묻혀서 이용한다.

(8) 관주법Douche

① 관주법은 체내와 체외를 연결하는 통로에 이용되는 방법으로 구내염이나 방광염 같은 비뇨 생식기 감염에 의해 발생한 문제점을 관리하는 데 좋은 방법이다.

② 구내염의 경우에는 미지근한 물 1리터에 티트리 오일teatree oil 5~10 방울을 잘 혼합한 후 목욕 시 욕조에 넣어 사용하거나 관주 시 사용하는 도구를 이용하는 것이 좋다.

(9) 염증 관리Neat Application

① 에센셜 오일을 희석하지 않고 원액을 직접 환부 또는 피부에 국소적으로 도포하여 사용한다.

② 예를 들면 라벤더 오일lavender oil은 희석하지 않고 화상, 베이거나 벌레에 물린 데 사용한다.

③ 티트리 오일tea tree oil, 레몬 오일lemon oil은 살균력이 탁월하여 여드름을 관리하는 데 사용한다.

④ 샌달우드sandalwood, 재스민jasmin, 장미rose 같은 오일들은 우수한 품질의 향수를 만드는 데 사용되며, 에센셜 오일 원액을 향수처럼 맥박 뛰는 부위에 찍어 발라 준다.

⑤ 일부의 오일은 원액을 피부에 직접 도포하는 것이 자극이 될 수 있으므로 각 오일의 성분과 주의사항을 고려하여 사용한다.

[과제 및 수행]

1. 생산지와 보유기간이나 보관 장소 등을 확인하고 관리한다.

아로마 이름					
생산지					
보유 기간					
보관 장소					
관리 내역					

2. 고객의 상태를 파악하여 취향에 맞는 아로마 제품을 선택한다.

고객의 상태	정서적 상태 : 육체적 상태 :
고객의 취향	아로마 제품명 :

3. 선택한 아로마 제품의 효능을 고객에게 설명한다.

선택한 아로마 제품 효능	적용 및 효과 : 아로마테라피 : 주의사항 :

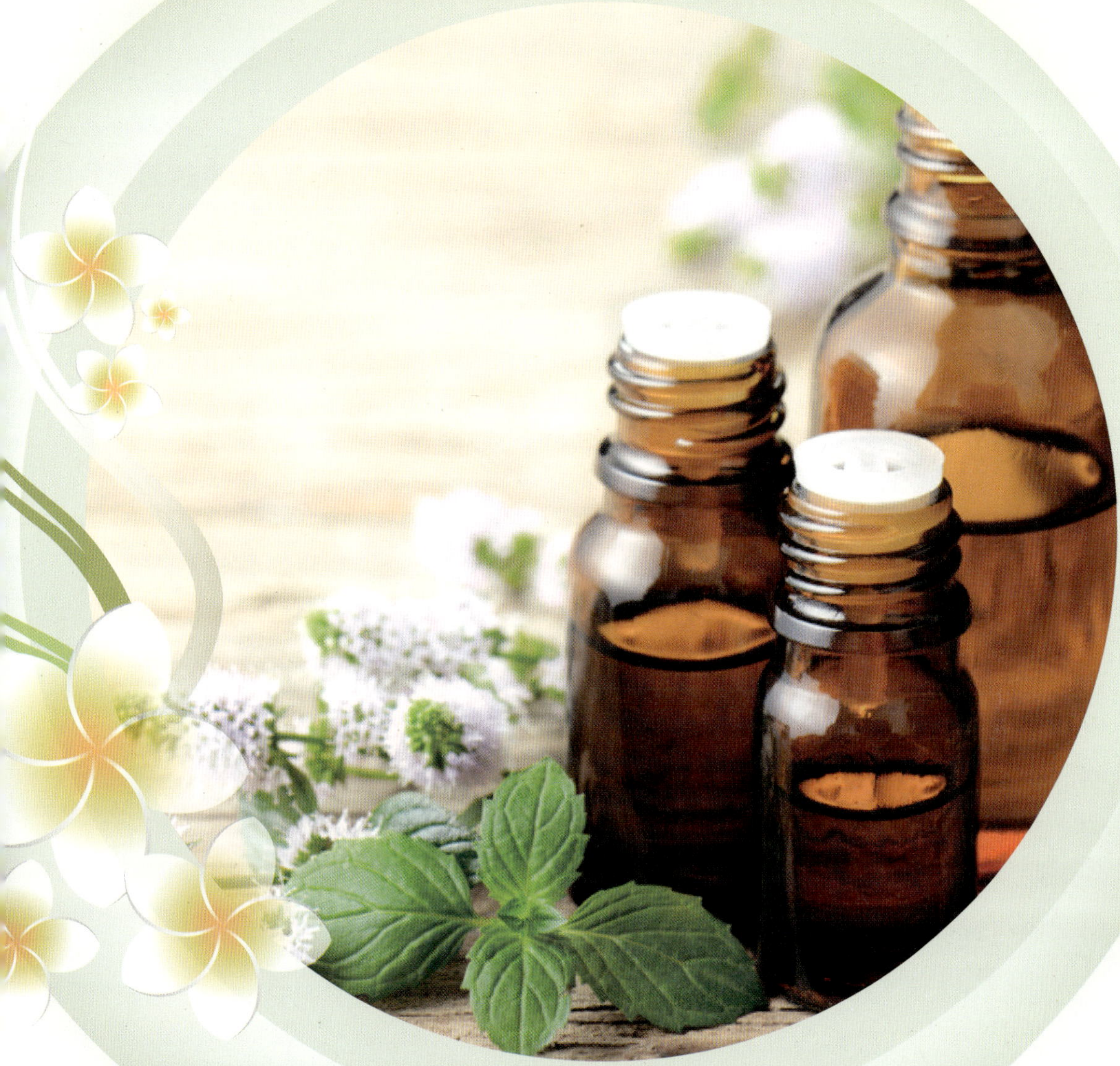

Chapter 2

아로마 블렌딩하기

1. 에센셜 오일과 캐리어 오일의 종류와 특징
2. 관리목적과 관리부위에 적절한 용량의 비율로 블렌딩
3. 아로마 블렌딩의 유의사항을 파악한 후 사용

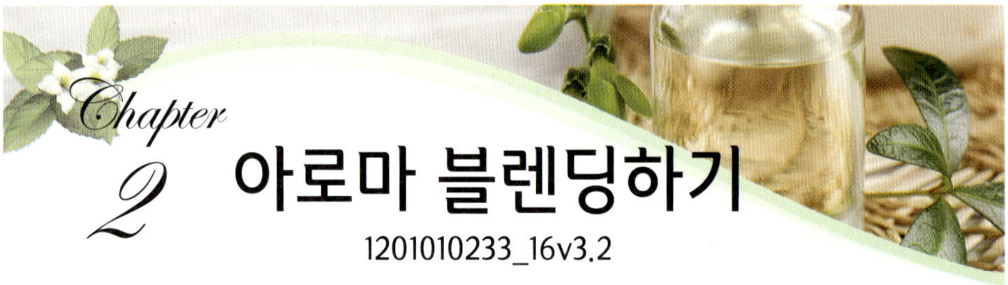

Chapter 2 아로마 블렌딩하기

1201010233_16v3.2

1. 에센셜 오일과 캐리어 오일의 종류와 특징

1. 에센셜 오일의 약리작용

(1) 바질Basil : Fitness & Health

학명 : *Ocimum Basilicum*

과명 : Lamiaceae 또는 Labiatae꿀풀과

노트 : Top note

원산지 : 마다가스카스, 열대아시아, 아프리카

추출 부위 : 잎Leaf / 꽃Flower

추출 방법 : 증기증류법

식물의 생태

*Ocimum Basilicum*은 초장이 0.5m 정도의 일년생 허브이다.

에센셜 오일의 특징

바질 오일은 연한 노란색에서 연한 녹색의 유동성 액체로 다소 거친 풀 향과 캠퍼 향의 탑 노트를 띠며 메틸 차비콜methyl chavical 성분과 연관되는 애니시드 같은 달콤함이 진하게 나타난다.

치유 작용

진통 작용, 항우울, 방부, 항경련, 구풍, 머리를 맑게 하는 작용, 소화, 통경, 거담, 해열, 신경 강화, 발한제

적용 증상

- **소화계** : 바질 오일은 뇌와 정신을 맑게 하여 정신적 피로를 없애 주고 정화시킨다. 나약함, 우유부단, 히스테리와 연관된 모든 형태의 신경 장애에 사용할 수 있다.
- **면역계** : 바질 오일은 발한성과 해열성이 있어 여러 형태의 열에 사용할 수 있다.
- **호흡계** : 바질 오일의 항경련성은 호흡기계에 유용하게 작용하며 부비강 울혈, 천식, 기관지염, 인플루엔자, 백일해 증상을 없애는 데 사용할 수 있다.
- **생식기계** : 월경 지연, 생리 주기 불순, 복부 경련 증상에 이용하면 좋은 효과를 볼 수 있다.

안전성

메틸 시나메이트methyl cinnamate와 메틸 차비콜은 민감성 피부에 자극을 줄 수 있으므로 많은 양의 바질 오일은 사용을 피한다. 임신 기간에 바질 오일 사용은 피한다.

(2) 베르가못Bergamot : Euphoric

학명 : *Citrus aurantium ssp. bergamia*

과명 : Ruraceae운향과

노트 : Top note

원산지 : 이탈리아

추출부위 : 껍질Rind

추출방법 : 냉각압착법

식물의 생태

베르가못은 단일의 본줄기에 여러 개의 곁가지들이 나는 직립성 수목으로 높이는 12m 정도이다. 재배 시에는 4~5m 높이에서 전정하여 많은 측지들이 나와서 나무

폭은 5m 정도를 유지하도록 가지를 잘라 준다. 과실은 보통 7.5m로 구형에 가까우며, 껍질은 얇고 질기며 매끈하고 녹색을 띠는데, 익으면 노란색으로 된다.

비터 오렌지bitter orange가 흔히 사용되며 이는 다른 감귤류 종들보다 질병에 대한 저항성이 더 좋은 것으로 알려져 있다.

에센셜 오일의 특성

베르가못 오일은 녹색 혹은 올리브 녹색의 유동성 액체로 향은 상당히 진한 달콤한 과일 향의 탑 노트를 띠고 풀 향oily-herbaceous 약간의 발삼 향이 난다. 오일은 시간이 지나면 색이 바래지는데, 빛에 노출될 경우 특히 심하며 색깔은 노란색 또는 연한 올리브 갈색으로 변한다.

치유 작용

진통, 항우울, 방부, 항바이러스, 구풍, 강심, 탈취, 소화, 해열, 진정, 건위, 강장, 구충, 외상 치료

적용 증상

- **소화계** : 소화를 촉진시키며, 구풍이나 위장에 가스가 찬 경우에 유용하다. 스트레스로 인한 신경성 소화 불량 및 식욕 상실에 이용된다.
- **면역계** : 입가의 발진을 유발하는 헤르페스IHerpes simplexI 바이러스의 활성을 억제시키는 것으로 알려졌다. 입술 헤르페스, 수두, 대상포진 치료를 목적으로 할 경우에는 티트리, 라벤더, 베르가못을 혼합하여 사용하면 효과적이다.
- **신경계** : 베르가못의 과일 향과 부드러운 꽃향기는 정신을 고양시키는 특성을 갖고 있다. 베르가못 오일은 긴장이나 걱정 또는 우울한 사람을 위해 사용할 수 있으며, 신경성 식욕부진과 섭식 장애에 이용할 수 있다.
- **비뇨기계** : 방광염과 비뇨기 감염의 치료에 사용할 수 있으며, 감염을 예방할 목적으로 방광염의 초기 단계에 사용할 수 있다. 베르가못 오일은 3방울 이내로 목욕물이나 국부 세척용으로 사용한다.
- **피부관리** : 베르가못의 방부 작용은 상처, 헤르페스, 여드름 관리에 유용하다. 지성 피부에 피지 조절 효과가 있으며 탈취제로 이용된다.

안전성

베르가프텐Bergapten은 피부에 광독성이 있으므로 마사지나 목욕 후에 햇볕 노출을 피해야 한다.

(3) 시더우드Cedarwood : Stimulating

학명 : *Cedrus atlantica*

과명 : Pinaceae소나무과

노트 : Base note

원산지 : 프랑스

추출 부위 : 나무Wood

추출 방법 : 증기증류법

식물의 생태

아틀라스 시더우드는 유명한 레바논 삼나무에서 유래되었다고 하며, 레바논 삼나무는 레바논과 키프로스 섬에 야생으로 서식한다. 현재는 이 삼나무들을 에센셜 오일 증류 목적으로 벌목하는 것을 금지하고 있다.

아틀라스 시더우드와 버지니아 시더우드는 화학적으로 매우 다르다. 아틀라스 시더우드는 소나무이고 버지니아 시더우드는 사이프러스이다.

에센셜 오일의 특성

노란 빛과 오렌지 빛을 띠는 갈색으로 다른 오일에 비해 점성이 있으며 캠퍼 향과 짙은 나무 향이 난다.

치유 작용

방부, 수렴, 항지루, 이뇨, 거담, 살충, 진정

적용 증상

- **림프계** : 림프 순환과 지방 분해를 촉진시킨다. 이뇨 작용으로 인해 셀룰라이트, 부종에 사용할 수 있다.
- **신경계** : 스트레스, 불안, 긴장을 줄여주는 데 사용할 수 있다.
- **호흡계** : 점액 용해 효과가 뛰어나며, 기침이나 만성 기관지염의 치료에 사용

할 수 있다.

- **비뇨기계** : 방광염 치료에 사용할 수 있다.
- **피부관리** : 수렴성과 방부성으로 모발과 피부관리 시 지성 피부, 여드름, 비듬, 지루성 두피 개선에 사용된다. 또한 모발 성장을 강화하고 비듬을 경감시키는 효과가 있다.

안전성

아틀라스 시더우드 오일은 무독성·무자극성이다. 신경계를 마비시키고 유산 우려가 있으므로 임산부는 사용을 피한다.

(4) 카모마일 저먼Chamomile German : Fitness & Health

학명 : *Matricaria chamomilla L.*

과명 : Compositae or Asteraceae국화과

노트 : Middle note

원산지 : 프랑스

추출부위 : 꽃Flower

추출방법 : 증기증류법

식물의 생태

카모마일 저먼은 높이 60cm 정도의 일년생 허브이다. 섬세한 깃털 모양의 잎과 단일 줄기에 홑겹의 데이지 같은 흰 꽃을 갖는다.

에센셜 오일 특성

짙은 파란색의 잉크 빛을 내며 점성을 띠는 오일로 신선한 과일 향과 달콤한 허브 향이 난다.

치유 작용

진통, 항알레르기, 항염증, 소염, 항경련, 살균, 구풍, 반흔 형성, 담즙 배출 촉진, 통경, 간장 강화, 진정, 건위, 상처 치료

적용 증상

- **어린이 치료** : 안전한 오일 중의 하나로 영유아 관리에 사용할 수 있다.
- **소화계** : 복통, 소화 불량, 위통 치료에 사용할 수 있다. 간과 담낭을 자극하며 식욕 부진과 소화가 느리고 통증을 동반하는 경우에 권한다.
- **면역계** : 병원균의 물질 대사 배출물의 독성을 중화한다. 배출물은 급성 질환 시에 열을 유발시킨다.
- **상피계** : 노출된 다리 궤양, 종기, 안으로 자라는 손톱과 같은 치료가 느린 상처에 사용 할 수 있다. 습진, 두드러기, 건조하고 가려운 질환의 치료에 큰 효과가 있다.
- **근골격계** : 근육통, 통증 및 류머티스성 관절염과 연관된 관절 염증을 위한 마사지에 사용할 수 있다. 염좌, 타박상의 건의 염증, 부은 통증성 관절 치료에 유용하다.
- **생식계** : 생리의 촉진, 생리 불순, 생리증후군PMS에 권유한다.
- **비뇨기계** : 방광염과 같은 이뇨관의 감염에 유용하다.
- **피부관리** : 민감성 피부의 문제들에 유용하다. 혈관 수축제로 확장된 모세혈관으로 인한 볼의 홍조를 줄여 준다.

안전성

일반적으로 무독성·무자극성으로 알려져 있다.

(5) 카모마일 로만Chamomile Roman : Relaxing

학명 : *Anthemis nobilis*

과명 : Compositae or Asteraceae국화과

노트 : Middle note

원산지 : 프랑스

추출부위 : 꽃Flower

추출방법 : 수증기증류법

※ 로만 카모마일은 저먼 카모마일의 항염증 및 항알레르기성을 담당하는 주성분인 카마줄렌 또는 알파-비사보롤 같은 성분은 거의 함유하지 않는다.

식물의 생태

데이지와 닮은 꽃을 가진 로만 카모마일은 즐거운 향기가 나는 영년생 식물로 '깃털 모양의 고사리 같은 잎'과 땅을 기는 습성이 있는 '측지가 많은 줄기'가 있다.

에센셜 오일의 특성

로만 카모마일 오일은 연한 노랑색의 유동성 용액으로 달콤한 허브 향과 과일 향이 난다.

치유 작용

진통, 소염, 방부, 항경련, 살균, 구풍, 담즙 배출 촉진, 소화, 통경, 해열, 간장 강화, 진정, 건위, 발한, 상처 치료

적용 증상

- **어린이 치료** : 가장 온화한 오일 중의 하나로 어린이 치료에 유용하다. 이빨이 나오는 아기들과 연관되는 통증을 경감시켜 주는 데 사용할 수 있다.
- **소화계** : 복통, 설사, 식욕 부진, 소화 불량에 사용한다.
- **신경계** : 달콤한 향은 마음을 진정시키고 평온하게 하며, 우울증을 막아준다. 불안, 두통, 불면증, 스트레스를 경감시키는 데 사용한다.
- **호흡기계** : 천식 발작 시에 응급 처치로 권유된다.
- **생식계** : 무월경, 월경 불순, PMS 치료에 매우 도움이 된다.
- **피부관리** : 민감성이나 붉은 피부, 건조한 피부에 유용하다.

안전성

무독성·무자극성으로 알려져 있다. 국화과 식물에 대한 알레르기가 있는 경우에는 사용을 피한다.

(6) 클라리 세이지Clary sage : Charming

학명 : *Salvia Sclarea*

과명 : Labiatae or Lamiaceae꿀풀과

노트 : Middle note

원산지 : 프랑스

추출부위 : 식물Plant

추출방법 : 증기증류법

식물의 생태

클라리 세이지는 이년생 또는 다년생 허브로 높이 30~120cm까지 자라고 하트 모양의 잎은 잿빛의 벨벳 같은 털이 있으며, 옅은 푸른색이나 보라색 또는 흰색의 꽃이 여러 개 모여 핀다.

에센셜 오일의 특성

무색에서 연노랑 또는 옅은 올리브 색을 띠며 달콤한 과일향, 꽃향, 풀향이 난다.

치유 작용

항우울제, 항경련, 탈취, 통경, 신경강화, 진정, 강장

적용 증상

- **신경계** : 클라리 세이지의 행복감 유도 작용euphoric action에 대해 널리 알려져 있다. 마음을 차분히 안정시키고 긴장을 풀어 주는 효과가 있어 불안, 스트레스, 신경 긴장, 우울증 치료에 유익하다
- **생식계** : 여성의 생리주기, 출산, 폐경기에 도움을 주는 오일이다. 자궁의 경련 제거 및 통증 완화 효과가 있어 생리통을 완화하여 주고 생리가 지연 또는 건너뛰거나 완전히 없을 때 생리를 촉진시켜 주는 자궁강화제이며 통경제이다.
- **호흡계** : 기관지에서 발생하는 경련을 풀어 주고 흔히 천식 환자들과 관련된 불안과 감정적 긴장을 해소시켜 준다.
- **피부관리** : 지나친 땀 흘림 예방에 사용되며, 피지 분비를 조절 효과가 있기 때문에 지성 피부, 지성 모발, 비듬에 사용한다.

안전성

무독성·무자극성으로 알려져 있으나 임신 중에는 사용을 피한다.

(7) 사이프러스Cypress : Charming

학명 : *Cupressus sempervirens*

과명 : Cupressaceae측백나무과

노트 : Middle note

원산지 : 프랑스

추출부위 : 잎Needle

추출방법 : 수증기 증류법

식물의 생태

사이프러스는 신생대 제3기 마지막인 플라이오세Pliocene시대530만~180만년 전까지 거슬러 올라가는 오래된 나무 종으로 약 2,000년 된 것으로 추측된다.

에센셜 오일의 특성

연한 노랑에서 거의 무색이며, 달콤한 발삼 향의 유동성을 띠는 액체로 소나무 잎과 주니퍼 베리를 연상하게 하며, 섬세하면서 오래 지속되는 달콤함이 매우 독특하다.

치유 작용

방부성, 항경련, 수렴, 탈취, 이뇨, 지혈, 간강화, 지혈, 발한, 정맥 울혈 제거, 강장

적용 증상

- **순환계** : 정맥 울혈제거제로 효과적이며 정맥류, 부종, 치질 치료에 사용한다.
- **신경계** : 스트레스로 인한 긴장된 신경계를 안정시키고 강화한다.
- **생식계** : 사이프러스 오일은 생리 조절제로 알려져 있다. 생리 불순, 월경 과다, 폐경기 시 얼굴의 홍조 현상을 완화시켜 준다.
- **호흡계** : 급성 및 만성 기관지염, 백일해 관리에 효과적이다.

- **피부 관리** : 수렴 및 살균효과가 있어 피부 관리 제품에 이용한다. 여드름, 지성 피부에 도움을 주며 과도한 땀 분비를 조절해 준다. 땀이 많이 나는 발과 손에 족욕 또는 수욕 시 이용한다.

안전성

무독성·무자극성으로 알려져 있다.

(8) 유칼립투스 글로블루스Eucalyptus Globulus : Fitness & Health

학명 : *Eucalyptus globulus*

과명 : Myrtaceae도금양과

노트 : Top note

원산지 : 포르투갈 / 호주

추출부위 : 잎Leaf

추출방법 : 증기증류법

식물의 생태

유칼립투스 글로블루스는 호주 자생종이며 재목은 강하고 내구성이 있어서 건축 자재로 이용한다.

에센셜 오일의 특성

유칼립투스 글로블루스 오일은 시네올 함량이 풍부한 오일로 캠퍼 향이 난다.

치유 작용

진통, 살균, 항염증, 항신경통, 항류머티즘, 방부, 항경련, 항바이러스, 수렴, 진정 치유, 반흔형성, 울혈 제거, 탈취, 이뇨, 거담, 해열, 혈당 강하, 발적, 상처치료

적용 증상

- **진통성** : 유칼립투스 글로블루스 오일은 벌레 물림, 근육통, 류머티즘 통증, 신경통을 완화하는 데 사용한다.
- **신경계** : 두통, 신경쇠약에 사용한다.
- **호흡계** : 감기와 카타르 증상에 흡입을 이용해 울혈 제거제로 이용한다.

- **피부 관리** : 벌레 퇴치제로 효과가 있고, 화상이나 물집, 베인 곳, 상처 부위에 사용한다.

안전성

무독성·무자극성으로 알려져 있다.

(9) 유칼립투스 레몬Eucalyptus Lemon : Fitness & Health

학명 : *Eucalyptus citriodora*

과명 : Myrtaceae도금양과

노트 : Top note

원산지 : 브라질

추출부위 : 잎Leaf

추출방법 : 증기증류법

식물의 생태

유칼립투스 레몬 오일은 다른 유칼립투스 종과는 달리 잎에서 강한 시트로넬라 향이 나며 중간 크기에서 큰 나무까지 크기가 다양하다. 핑크 빛 또는 점박이나 껍질을 지니며 성긴 관부를 갖고 있다.

에센셜 오일의 특성

무색에서 연한 노란색을 띠는 유동성의 액체로 향은 강하고 신선하다. 달콤한 발삼 향, 꽃 향, 시트로넬라와 유사한 향이 난다.

치유 작용

방부, 제균, 탈취, 살진균, 살충

적용 증상

- **항미생물 특성** : 약리학 연구에서 유칼립투스 레몬 오일은 황색포도상구균에 대한 세균발육억제 작용을 나타낸다.
- **호흡계** : 천식, 후두염과 인후염 치료에 권장한다.
- **피부 관리** : 무좀, 베인 곳, 비듬, 헤르페스, 벌레 퇴치에 추천한다.

안전성

무독성·무자극성으로 알려져 있다.

(10) 유칼립투스 라디아타Eucalyptus Radiata : Fitness & Health

학명 : *Eucalyptus radiata*

과명 : Myrtaceae도금양과

노트 : Top note

원산지 : 호주

추출부위 : 잎Leaf

추출방법 : 증기증류법

식물의 생태

유칼립투스 라디아타는 호주 자생종이고 유칼립투스 오일의 중요한 공급원 중 하나이며, 관목이 무성하게 나오는 관부가 있는 작은 나무에서부터 훌륭한 외관의 큰 나무에 이르기까지 종류가 다양하다.

에센셜 오일의 특성

무색에서 연한 노란색 오일로 향은 신선하고 강력하며 후추 향을 띠는 캠퍼 향이 난다.

치유 작용

진통, 살균, 항염증, 항신경통, 항류머티즘, 방부, 항경련, 항바이러스, 수렴, 진정 치유, 반흔 형성, 울혈 제거, 탈취, 이뇨, 거담, 해열, 혈당 강하, 발적, 상처 치료

적용 증상

- **진통성** : 벌레 물림, 근육통, 류머티즘 통증, 신경통을 완화하는 데 사용할 수 있다.
- **신경계** : 두통, 신경통, 신경쇠약의 치료에 권한다.

- **호흡계** : 감기와 카타르catarrh 증상에 흡입을 이용해 울혈 제거제로 이용한다.
- **피부 관리** : 벌레 퇴치제로 효과가 있고, 화상이나 물집, 베인 곳 등의 상처 처치에 사용된다.

안전성

무독성·무자극성으로 알려져 있다.

(11) 페널 스위트Fennel Sweet : Charming

학명 : *Foeniculum vulgare var. dulce*

과명 : Umbelliferae or Apiaceae산형화과

노트 : Top note

원산지 : 프랑스

추출부위 : 씨Seed

추출방법 : 증기증류법

식물의 생태

페널은 높이 2m까지 자라는 2년생 또는 영년생 허브로 가는 깃털 모양의 잎을 가지며 황금빛 노란 꽃들이 산형화를 이루고 있다.

에센셜 오일의 특성

무색에서 연노란색 용액으로 매우 달콤한 향이지만 약간 흙냄새 또는 후추 같은 매운 향과 달콤한 향기가 난다.

치유 작용

방부성, 항경련, 구풍, 정화, 이뇨, 통경, 거담, 최유, 비장 기능 증진, 건위

적용 증상

- **소화계** : 장내에 가스 차거나 소화 문제를 치료하는 건위제, 구풍제로 사용되고 있다.
- **림프계** : 림프 울혈 제거 효과가 있어 체내의 독소 배출을 도와준다. 체액 정체, 셀룰라이트, 비만 관리에 사용된다.

- **생식계** : 생리 주기 조절, 특히 생리불순과 생리통에 추천한다. 폐경기에 일어나는 호르몬 변동으로 인한 증상들을 경감시키는 데 사용할 수 있다.
- **호흡계** : 항경련 및 거담 작용이 있으며 상부 기도의 카타르 증상에 이용한다.
- **비뇨기계** : 이뇨제 역할을 하며 전통적으로 이뇨관 소독제로 사용되어 이뇨관 감염에 이용할 수 있다.
- **피부 관리** : 생기 없는 피부, 지성 피부, 노화 피부 관리에 이용한다.

안전성

간질 환자, 임신부, 유아는 사용을 피한다.

(12) 프랑킨센스Frankin cense : Relaxing

학명 : *Boswellia carterii*

과명 : Burseraceae감람과

노트 : Base note

원산지 : 소말리아

추출부위 : 수지Resin

추출방법 : 수증기 증류법

식물의 생태

유향olibanum으로 알려진 프랑킨센스는 천연 수지로, 다양한 보스웰리아Boswellia 종의 나무껍질에서 배출되어 나오는 삼출액이 굳어서 형성된다.

에센셜 오일의 특성

연노랑 또는 연한 암갈색의 녹색 빛이 도는 유동성 용액으로 은은한 그린 레몬 노트의 상쾌한 테르펜terpene 향과 유사하다.

치유 작용

방부성, 수렴, 구풍, 세포 방어, 이뇨, 통경, 거담, 진정, 자궁 기능 강화, 상처 치료

적용 증상

- **신경계** : 불안, 신경 긴장, 스트레스 관련 증상을 완화하는 데 사용할 수 있다.
- **호흡계** : 천식, 기관지염, 카타르 증상과 같은 호흡기의 불편한 증상에 사용된다. 또한 호흡을 깊게 쉴 수 있게 하며 호흡의 진폭을 증가시킨다. 신경과민과 연관되는 천식 증상이 있는 경우에 이용하면 좋은 효과를 볼 수 있다.
- **피부 관리** : 반흔 형성, 상처 치료 효과로 잘 알려져 있다. 건조 피부, 노화 피부, 흉터, 상처, 주름에 추천한다.

안전성

프랑킨센스는 일반적으로 무독성·무자극성으로 알려져 있다.

(13) 제라늄 로즈Geranium Rose : Charming

학명 : *Pelargonium roseum asperum*

과명 : Geraniaceae쥐손이풀과

노트 : Middle note

원산지 : 이집트

추출부위 : 잎Leaf / 꽃Flower

추출방법 : 수증기 증류법

식물의 생태

250개 이상의 페라고니윰Pelargonium 자연종과 수백 개의 교배종, 수천 개의 재배종이 있다.

에센셜 오일의 특성

노란 빛이 도는 녹색을 띠며 달콤한 장미 향이 난다.

치유 작용

항우울, 방부성, 수렴, 반흔 형성, 세포 방어, 이뇨, 탈취, 지혈성, 지혈제, 토닉, 구충, 상처 치료

적용 증상

- **해독** : 이뇨제 역할을 하며 림프 순환을 촉진시킨다. 셀룰라이트, 체액 정체, 부종관리에 효과적이다.
- **상피계** : 수렴효과와 지혈 작용을 하여 상처, 멍든 곳을 치유하는 데 유용하다. 습진, 건선과 같은 질환에 항염증 효과가 있으며 세포 재생 능력이 있어 화상 및 상처 처치에 권장한다.
- **신경계** : 신경계 조절 작용이 우수하여 목욕, 마사지, 증기 확산법을 통해 스트레스, 신경 긴장, 우울, 두통, 불안 완화에 사용할 수 있다.
- **생식계** : 부신 피질 자극제로 호르몬 변동에 문제가 있는 증상에 사용한다. 생리 전 긴장과 폐경기 증상을 완화하는 데 사용할 수 있다.
- **피부 관리** : 피지 분비 조절 효과가 있어 건성 피부, 지성 피부, 복합성 피부에 사용하면 효과적이다.

안전성

무독성·무자극성으로 알려져 있으나 피부가 예민한 사람에게는 피부염이 발생할 수 있다.

(14) 그레이프프루트Grapefruit : Charming

학명 : *Citrus paradisi*

과명 : Rutaceae운향과

노트 : Top note

원산지 : 아르헨티나 / 이스라엘

추출부위 : 껍질Rind

추출방법 : 냉각압착법$\alpha\beta$

식물의 생태

그레이프프루트는 포멜로C. maxima와 오렌지C. sinensis의 교배종으로 높이 30m까지 자라며 과실은 직경이 15cm까지 자라는데 일반적으로 구상형이지만 흔히 측면이 눌린 형태에 밝은 노랑색에서 오렌지색을 띤다. 과실의 모양과 색상은 재배 품

종에 따라 다르다. 흰색 과육 재배종과 적색 과육 재배종에서 채취한 에센셜 오일 사이의 차이점은 흰색 과육종은 일반적으로 적색 과육종보다 알데히드aldehyde 성분이 더 높고 증발 잔유물이 낮으며, 후자는 리나룰linalool 함유 비율이 적다.

에센셜 오일의 특성

녹색이 도는 노랑색 또는 연한 오렌지 노랑색의 오일로 신선한 시트러스 향과 달콤한 향을 띤다.

치유 작용

항우울, 방부, 정화, 이뇨, 살균, 소독, 촉진작용

적용 증상

그레이프프루트의 특성은 레몬 오일의 특성과 유사하다.

- **림프계** : 림프 순환 촉진제로 셀룰라이트, 부종, 수분 정체에 이용하면 효과적이다.
- **신경계** : 정신을 고양하고 의식을 회복시키는 효과가 있어 스트레스 완화, 우울증에 효과적이다. 특별히 겨울에 무기력하고 우울한 사람들에게 추천한다.
- **피부 관리** : 지성 피부와 여드름 관리에 유용하게 쓰인다. 피부와 두피를 강화하는 효과가 있다.

안전성

무독성·무자극성으로 알려져 있다.

(15) 히솝Hyssop : Fitness & Health

학명 : *Hyssopus officinalis*

과명 : Labiatae or Laminaceae꿀풀과

노트 : MIddle note

원산지 : 프랑스

추출부위 : 식물Plant

추출방법 : 증기증류법

식물의 생태

영년생의 작은 관목의 향기성 식물로 높이 0.5m까지 자란다. 가느다란 초본성 줄기와 작은 보랏빛이 도는 파란색 꽃이 나선형으로 핀다.

에센셜 오일의 특성

연한 노란색 또는 연한 녹색빛을 띠며 거의 무색인 것까지 있다. 강력하고 날카롭고 달콤한 캠퍼 향이 난다.

치유 작용

방부, 항경련, 소화, 통경, 거담, 해열, 혈압 상승, 신경 진정, 발한, 상처 치료

적용 증상

- **순환계** : 혈압 상승제인 히솝 오일은 순환 조절 효과가 있으며 냉습포법으로 타박상 치료에 이용하면 효과적이다.
- **소화계** : 부드러운 완화제 역할을 하며 식욕 촉진제, 위경련 완화, 가스 제거 효과가 있다.
- **면역계** : 항바이러스 효과가 있으며 헤르페스 치료에 적합하다.
- **신경계** : 정신을 고무시키는 효과가 있기 때문에 집중력 저하, 정신적 피로, 신경쇠약에 추천한다.
- **호흡계** : 점액을 녹이고 기관지 경련을 완화한다. 감기, 인후염, 인플루엔자, 기관지염, 천식 치료에 효과적이다.
- **생식계** : 생리 기간 동안 수분 정체를 해소하고 무월경이나 백대하 치료에 효과적이다.

안전성

임신 기간 또는 간질 증상이 있는 경우에는 사용을 피한다.

(16) 재스민Jasmine : Ephoric

학명 : *Jasminum grandiflorum*

과명 : Oleaceae물푸레나무과

노트 : Middle note

원산지 : 이집트 / 인도

추출부위 : 꽃Flower

추출방법 : 용매추출법

식물의 생태

재스민Jasmine종은 상록의 낙엽성 관목 또는 관목성의 넝쿨성 식물로 흰색이나 분홍색 또는 노란색의 향기가 나는 꽃을 갖는다.

에센셜 오일의 특성

짙은 오렌지색시간이 지나면 적색을 띤 갈색으로 다소 점성이 있는 용액이다. 향은 강렬한 꽃 향과 따뜻하고 진하며 높은 확산성의 향기를 갖고 있다. 독특한 풀 향, 과일 향, 차 향이 난다.

치유 작용

항우울, 방부성, 항경련, 최음, 최유, 분만을 돕는 작용, 진정, 자궁 기능 강화

적용 증상

- **신경계** : 신경 불안, 초조감, 우울증에 효과적인 강력한 항우울제로 무력감이 있는 경우에 추천된다.
- **생식계** : 분만 시 복부, 등, 허리 부위의 마사지 오일로 사용하면, 통증을 덜어주고 자궁수축을 강화한다. 분만 후에는 태반 배출, 산모의 회복을 돕는다. 또한 자궁 경련 및 생리통을 완화하는 데 사용한다.
- **피부 관리** : 피부 관리에 유용하며 건성, 민감성 피부를 관리하는 데 사용한다.

안전성

무자극성으로 알려져 있다.

(17) 주니퍼 베리Juniper Berry : Charming

학명 : *Juniperus communis*

과명 : Cupressaceae측백나무과

노트 : Middle note

원산지 : 프랑스

추출부위 : 열매Berry

추출방법 : 증기증류법

식물의 생태

관목인 주니퍼 베리Juniper Berry는 높이 12m에 달하는 작은 나무로 청록색 침엽과 녹색 빛이 나는 노란색 꽃을 가지며, 열매는 작고 둥글며 종자를 과육이 둘러싸고 있는 장과를 갖는다. 장과는 성숙까지 약 3년 정도 소요된다.

에센셜 오일의 특성

투명하거나 연한 노란색을 띠는 유동성 용액으로 풍부한 발삼 향, 달콤한 나무향, 소나무 침엽 향이 난다.

치유 작용

방부, 항류머티즘, 항경련, 수렴, 구풍, 정화, 해독, 발적, 자극, 건위, 발한, 토닉, 상처 치료

적용 증상

- **해독** : 이뇨 작용, 림프 울혈 제거, 셀룰라이트, 류머티즘 질환에 유용하다. 체내를 깨끗하게 정화하고 체내의 요산을 감소시킨다.
- **상피계** : 진물이 나는 습진, 여드름, 건선과 같은 피부 질환에 권장한다.
- **신경계** : 신경계 피로 증상에 권장한다.
- **비뇨기계** : 방광염, 신우염, 비뇨 결석 치료용으로 사용된다.

안전성

무독성·무자극성으로 알려져 있다.

(18) 라벤더Lavender : Relaxing

학명 : *Lavandula angustifolia*

과명 : Labiatae or Lamiaceae꿀풀과

노트 : Middle note

원산지 : 프랑스

추출 부위 : 꽃Flower

추출 방법 : 증기증류법

식물의 생태

라벤더Lavender는 상록성 준 관목으로 선형 또는 창 모양의 잎을 갖는다. 높이 0.9m까지 자란다. 라벤더Lavandula 속 식물은 전 세계에 약 30여 종이 자생하고 있으며 주요한 라벤더 종에는 다음 4가지 종들이 있다.

L. angustifolia : true lavender

L. latifolia : spike lavender

L. x intermedia : lavandin

L. stoechas : maritime lavender

라반딘Lavandin은 순종 라벤더와 스파이크 라벤더의 교배종으로 순종 라벤더보다 더 크고 딱딱하다. 라반딘은 순종 라벤더보다 오일이 2배 많이 생산되어 향수 산업에서 매우 인기가 높다. 흔히 비누, 세제류, 화장품 등에 사용한다.

에센셜 오일의 특성

라벤더*L. angustifolia* 오일은 무색 또는 연한 노란색 용액으로 기분 좋은 발삼 향, 나무 향, 꽃 향, 허브 향이 난다.

치유 작용

진통, 진경성, 항우울, 소염, 항류머티즘, 방부, 항경련, 항바이러스, 살균, 구풍, 담즙 분비, 반흔 형성, 원기 촉진, 세포 생육 촉진, 울혈 제거, 탈취, 이뇨, 통경, 항진균, 신경 강화, 회복 촉진, 진정, 발한, 상처 치료

적용 증상

- **상피계** : 화상의 통증을 덜어 주고 감염을 예방하며, 빠른 상처 치유와 세포 재생 효과가 있다. 라벤더는 여드름, 피부병, 습진, 건선, 종기, 상처 등과 같은 염증과 일광 화상 및 일사병의 치료에 유용하다.

- **근골격계** : 근육의 통증 완화에 매우 유용하며 류머티즘, 좌골신경통, 관절염 완화에 사용할 수 있다.
- **신경계** : 신경계를 조화롭게 하고 교감신경과 부교감 신경의 기능을 조절해 준다. 불면증, 편두통, 두통 관리에 사용된다.
- **생식계** : 생리 전 긴장 및 생리통을 완화한다.
- **호흡계** : 감기, 인플루엔자, 기관지염, 인후염, 천식, 카다르 증상들의 치료에 사용된다.
- **피부 관리** : 살균, 소염, 세포 재생 효과는 피부 관리 제품에 많이 이용되며 모든 피부 유형에 사용할 수 있다. 해충제, 가려움증, 벌레 물린 경우에 사용하면 효과적이다.

안전성

무독성으로 다양한 증상에 이용될 수 있다.

(19) 레몬Lemon : Stimulating

학명 : *Citrus limonum*

과명 : Rutaceae운향과

노트 : Top note

원산지 : 아르헨티나 / 이스라엘 / 이탈리아

추출 부위 : 과일 껍질Rind

추출 방법 : 냉각압착법

식물의 생태

레몬 나무는 일 년 내내 과실이 열리며, 과실은 짙은 녹색을 띠다가 익으면서 밝은 노란색을 띤다. 레몬은 껍질이 매끈한 과실과 울퉁불퉁한 과실 두 가지 그룹으로 분류한다. 일부 분류 학자들은 이 두 그룹을 다른 종으로 간주한다. 껍질이 매끈한 것은 *Citrus limonun*으로, 울퉁불퉁한 것을 일반적으로 시트로넬citronelle로 알려진 *Citrus jambhiri*으로 여긴다.

에센셜 오일의 특성

노란색에서 녹색을 띠는 노랑색 또는 연한 노란색의 유동성 용액으로 잘 익은 과실 껍질이 생각나는 매우 가볍고 신선하며, 달콤한 향기를 갖고 있다.

치유 작용

방부성, 항미생물, 항류머티즘, 방부, 항경련, 수렴, 살균, 구풍, 반흔 형성, 정화, 발한, 이뇨, 해열, 지혈, 저혈압성, 살충, 발적, 토닉, 구충

적용 증상

- **순환계** : 순환계의 기능을 강화하고 혈액의 점성을 낮추며 콜레스테롤을 감소시킨다. 레몬은 혈관을 강화시키는 뛰어난 치료제로 정맥류로 파괴된 혈관, 치질, 코피가 날 때 등에 사용할 수 있다.
- **면역계 살균** : 레몬 오일의 항미생물 특성은 감기, 인플루엔자, 기관지염, 천식 치료에 매우 유용하며 면역력을 강화하고 백혈구 생성을 촉진시킨다.
- **림프계** : 해독제 역할을 하며 셀룰라이트, 독혈증 치료에 유용하다.
- **신경계** : 정신적 피로를 회복하고 정신을 명료하게 하며 긴장된 감정을 이완시켜 주는 효과가 있다.
- **피부 관리** : 과다한 피지 분비를 조절해 주는 수렴제로 지성 피부에 유용하다. 노화 피부의 안색을 정화하고, 여드름·종기·사마귀·티눈에 살균작용을 한다. 레몬 오일을 살균 목적으로 이용할 경우에는 레몬 오일 원액을 직접 환부에 발라 준다.

안전성

무독성·무자극성이나, 경우에 따라 과민 반응을 일으킬 수 있다. 광독성 오일로 햇빛에 노출 전에는 피부에 사용을 피한다.

(20) 레몬그라스Lemongrass : Fitness & Health

학명 : *Cymbopogon flexuosus*

과명 : Graminae or Poaceae벼과

노트 : Top note

원산지 : 네팔

추출 부위 : 식물Plant

추출 방법 : 증기증류법

식물의 생태

레몬그라스*Cymbopogon Flexuosus*는 영년생 풀로 여러 개의 뻣뻣한 줄기들이 땅속 짧은 줄기에서 자라나온다.

에센셜 오일의 특징

노란색 또는 적갈색의 다소 점성을 띠는 용액으로 매우 강하고 상쾌하며 풀향, 허브향 감귤향이 난다. 특히 학명 *Cymbopogon flexuosus*인 레몬그라스 코친Lemongrass Cochin은 달콤하고 상쾌하며 가벼운 향이 난다.

치유 작용

진통, 항우울, 항미생물, 방부, 수렴, 살균, 구풍, 탈취, 해열, 항진균, 최유, 살충, 신경 강화, 진정신경계, 강장

적용 증상

- **방부성** : 살균성이 있어 발향할 경우에 뛰어난 공기 소독 효과가 있다.
- **소화계** : 소화기계의 자극제로 대장염, 소화 불량, 위장염에 추천한다.
- **근골격계** : 표피와 피하조직에 있는 엘라스틴 섬유를 탄력 있게 한다. 운동 부상, 염좌, 타박상, 탈구 등의 병후 조리에 권유한다.
- **신경계** : 생기 넘치는 향기는 정신을 고무시키고 활력을 주고 집중력을 향상시킨다.
- **피부 관리** : 피부 기능 활성제로 클렌징 로션이나 크림에 사용하며 벌레 퇴치제로 이용한다.

안전성

무독성이나 경우에 따라 과민 반응을 일으킬 수 있다.

(21) 마조람 스위트Majoram Sweet : Relaxing

학명 : *Origanum majorana*

과명 : Labiatae 또는 Lamiaceae꿀풀과

노트 : Middle note

원산지 : 이집트

추출 부위 : 식물Plant

추출 방법 : 증기증류법

식물의 생태

마조람은 무성하게 자라는 다년생 허브로 잎은 솜털로 덮여 있고 키는 0.6m 높이까지 자란다. 매우 다양한 종이 있으며 타임 종에 속하는 스페인 마조람*Thymus mastichina*이나, 오레가노 오일을 만드는 오레가노*Origanum vulgare*, 화분용 마조람*Origanum onites* 등과 스위트 마조람을 혼돈하지 말아야 한다.

에센셜 오일의 특성

연한 노랑색 또는 연한 적갈색의 유동성 용액으로 따뜻하고 매콤하며, 향기로운 나무 향이 난다.

치유 작용

진통, 제음, 방부성, 항경련, 항바이러스, 살균, 구풍, 원기 촉진, 발한, 소화, 이뇨, 통경, 거담, 항진균, 저혈압성, 신경 진정, 건위, 혈관 확장, 상처 치유

적용 증상

- **제음제** : 제음제로 간주되는 스위트 마조람은 성적 접촉에 대한 욕망을 감소시키는 것으로 유명하다.
- **순환계** : 순환을 촉진시키고 몸을 따뜻하게 데워 주는 특성은 동상 치료에 유용하며 멍이 풀리도록 돕는다. 고혈압 완화에 좋다.
- **소화계** : 장의 연동 운동을 자극하고 소화를 촉진시킨다. 구풍, 변비완화, 복통, 배에 찬 가스 제거 효과가 있으며 경련성 소화불량에 사용한다.
- **근골격계** : 몸을 따뜻하게 해주고 진통 효과가 있어 근육 경련, 류머티즘 통

증, 염좌, 삔 데 등에 유용하다.

- **신경계** : 신경 긴장, 불안, 불면, 피로, 스트레스 관련 증상에 유효하다. 외롭고 슬픔으로 괴로워하는 사람들을 편안하게 한다. 그러나 장기간 사용할 경우에는 감정을 둔화시킬 수 있으므로 짧은 기간 사용하도록 한다.
- **호흡계** : 감기, 독감 치료에 흡입법 혹은 가슴 문지르기chest massage로 사용할 수 있다. 살균성 및 항경련성 효과로 백일해 치료에 효과적이다.
- **생식계** : 항경련성, 통경성은 자궁 근육에 효과적으로 작용하며 하복부를 마사지하거나 온습포로 사용할 경우에는 생리통을 완화시켜 준다.

안전성

무독성·무자극성이며 임산부는 사용을 피한다.

(22) 멜리사Melissa : Relaxing

학명 : *Melissa officinalis*

과명 : Laminaceae 또는 Labiatae꿀풀과

노트 : Middle note

원산지 : 프랑스

추출 부위 : 잎Leaf

추출 방법 : 증기증류법

식물의 생태

멜리사는 달콤한 향기가 나는 영년생 식물로 높이 0.9m까지 자라며 톱니 모양의 잎과 흰색 또는 분홍색의 작은 꽃을 갖는다.

에센셜 오일의 특성

연한 노란색 또는 연한 적갈색의 유동성 용액으로 신선함과 달콤함이 진한 감귤류 향과 허브 향이 난다.

치유 작용

항우울, 항경련, 항바이러스, 살균, 구풍, 원기 촉진, 발한, 해열, 저혈압성, 신경강화, 진정, 발한 촉진, 기능 증진

적용 증상

- **심혈관계** : 고혈압을 낮추는 것으로 유명하며, 지나치게 빠른 호흡 및 심장 박동을 가라앉히는 효과가 있다.
- **소화계** : 경련 완화, 복부 팽만 경감, 담낭과 간 기능 촉진 작용으로 유명하다. 신경성으로 생긴 메스꺼움, 구토, 소화불량에 권한다.
- **면역계** : 헤르페스, 대상포진에 대한 항바이러스성을 갖고 있다.
- **신경계** : 진정제로 정신적 충격이나, 분노를 줄이는 데 권장한다.
- **생식계** : 항경련성은 생리통 치료에 유용하다.
- **피부 관리** : 지성 피부 및 여드름 치료에 사용하나 경우에 따라서 피부 과민 반응이 나타날 수 있으므로 주의를 요한다.

안전성

무독성이나 피부에 과민반응이 나타날 수 있으므로 사용 시 주의를 요한다.

(23) 만다린Mandarin : Relaxing

학명 : *Citrus reticulate blanco*

과명 : Rutaceae운향과

노트 : Top note

원산지 : 아르헨티나, 이스라엘

추출 부위 : 껍질Rind

추출 방법 : 냉각압착법

식물의 생태

만다린Mandarin은 4m 정도의 작은 상록수로 단일의 원줄기에 얇고 늘어진 측지들이 많이 있으며, 측지에는 가시가 있거나 또는 없다. 과일은 납작한 구형에 가까우며 직경이 약 5~10cm 정도 된다. 껍질은 노란색에서 익으면 짙은 오렌지 적색까지 다양하다. 만다린은 일반적으로 일반형, 킹형, 버드나무잎형, 사추마형의 4개 그룹으로 나뉜다.

에센셜 오일의 특성

오렌지 갈색에서 짙은 노란색을 띠는 갈색 또는 올리브 갈색의 유동성 오일로 달콤한 향이 강렬하지만, 반드시 신선한 향을 갖는 것은 아니다. 아민 향과 유사한 비린 향의 탑 노트를 갖고 있으며 이 향기는 메틸-N-메틸-안트라닐레이트methyl-N-methyl-anthranilate성분이 존재하기 때문이다.

치유 작용

항경련, 구풍, 담즙분비 촉진, 정화, 소화, 이뇨, 진정

적용 증상

만다린 오일은 탄저린 및 오렌지 오일과 유사한 특성을 갖는다.

- **어린이 치료** : 프랑스에서 만다린은 어린이 치료제로 여겨지며, 유아기와 어린이의 배아픔을 완화하는 데 사용한다. 만다린은 산만함, 특히 활동 과다인 어린이들을 진정시키는 데 유효하다.
- **소화계** : 만다린은 소화계를 강화시키는 효과가 있으며 담즙 분비 및 지방 분해를 돕는다.
- **임신** : 임신 중에 임신선 예방을 위한 마사지 블렌딩 오일로 추천된다. 라벤더 및 네롤리 에센셜 오일과 윗점맥아, wheat germ 또는 살구씨 식물성 오일을 혼합하여 임신 5개월경부터 매일 사용하면 효과적이다.
- **피부 관리** : 임신 중에 임신선 예방, 여드름, 지성, 모세혈관 확장 피부에 권장한다.

안전성

무독성·무자극성으로 알려져 있다.

(24) 네롤리Neroli : Euphoric

학명 : *Citrus aurantium*

과명 : Rutaceae운향과

노트 : Middle note

원산지 : 튀니지 / 모로코

추출 부위 : 꽃Flower

추출 방법 : 증기추출법

식물의 생태

비터 오렌지bitter orange는 상록수이기 때문에, 길지만 날카롭지는 않은 가시와 매우 향기로운 꽃을 갖고 있다. 네롤리Neroli 오일은 몇 가지 감귤류Citrus 종들의 꽃에서 생산한다. 비터 오렌지에서 얻은 오일은 네롤리 비가레이드 오일neroli bigarade oil, 오렌지 꽃 오일orange flower oil이라고 부르며, 스위트 오렌지 꽃에서 얻은 오일은 네롤리 포르투갈nroli Portugal로 레몬 꽃에서 얻은 오일은 'neroli citronier'라고 부른다.

에센셜 오일의 특성

연한 노란색의 유동성 용액으로 시간이 경과하면 색이 더 짙어지고 점성이 증가하는 경향이 있다. 향기는 강력하고 가벼우며 활력을 주는 꽃향이 난다.

치유 작용

항우울, 방부성, 항경련, 살균, 구풍, 반흔형성, 원기 촉진, 탈취, 소화, 신경 강화

적용 증상

- **어린이 치료** : 오렌지 플라워 워터는 아기의 복통을 진정시키고 소화시키며, 가스 배출을 돕고 밤에 보채는 아기의 숙면을 돕는다.
- **심혈관계** : 심장의 박동을 조절하고 고혈압 및 심계항진 치료에 처방한다.
- **소화기** : 소화기계의 평활근들에서 일어나는 경련을 완화시키는 데 사용할 수 있으며, 신경성 긴장으로 발생하는 만성 설사치료에 유익하다.
- **신경계** : 가장 효과적인 진정 및 항우울 치료제 중의 하나로 불면증, 불안, 우울증에 이용한다.
- **피부 관리** : 비알레르기성 오일로 예민 피부, 홍반, 염증을 관리하는 데 이용한다. 모든 피부유형에 적합하며 특히 모세혈관이 파괴된 건조하고 민감한 피부에 유용하다. 네롤리 오일은 세포 성장을 촉진시키고 피부를 회춘시키는 효과가 있는 것으로 유명하다.

안전성

무독성·무자극성 이다

(25) 오렌지 스위트Orange Sweet : Charming

학명 : *Citrus sinensis*

과명 : Rutaceae운향과

노트 : Top note

원산지 : 아르헨티나 / 이스라엘 / 이탈리아

추출 부위 : 껍질Rind

추출 방법 : 냉각압착법

식물의 생태

오렌지 스위트는 네이블Navel, 자파Jaffa, 발렌시아Valencia와 같은 많은 품종들이 있다. 오렌지 스위트는 비터 오렌지 나무보다 다소 작고, 단단하지 않으며, 가시가 거의 없다. 과실은 작고 달콤한 과육과 쓴맛이 나지 않는 껍질로 되어 있다.

에센셜 오일의 특성

밝은 노란 오렌지색에서 짙은 오렌지색의 유동성 용액으로 달콤하고 신선한 감귤류 향과 오렌지 껍질을 벗겼을 때 나는 향이 난다.

치유 작용

항우울, 방부성, 치료, 항경련, 구풍, 담즙 분비 촉진, 소화, 진정, 건위, 소화기능강, 림프 자극

적용 증상

- **어린이 치료** : 오렌지 스위트의 달콤하고 신선한 향이 아이들을 잠들도록 도와주고 배아픔을 완화하는 데 사용된다.
- **소화계** : 소화계의 발작을 막고 경련을 제거한다. 변비, 헛배부름, 장과민성 치료에 뛰어나다. 장의 연동 운동을 정상화하는 효과가 있어 변비나 설사에 추천된다. 오렌지 스위트 오일은 간 기능 자극제와 담즙분비 촉진제로 알려져 있으며, 담즙 흐름을 증진시키고 대사를 촉진시키는 데 사용될 수 있다.

- **림프계** : 림프 흐름을 자극하는 것으로 알려져 있으며, 부종과 셀룰라이트 관리에 이용된다.
- **신경계** : 네롤리 오일과 유사한 특성을 갖고 있다. 진정, 항우울 작용, 불안, 신경과민성, 불면증 치료에 권한다. 라벤더, 네롤리, 샌달우드 오일과 같은 유사한 릴랙싱 오일들과 함께 사용하면 좋은 효과를 볼 수 있다.
- **피부관리** : 건성 피부, 염증이 있는 피부, 여드름 피부를 진정시키는 데 유용하다. 노화 피부, 거칠고 경직된 피부 관리에 사용할 수 있다.

안전성

무독성·무자극성이다. 오렌지 스위트 오일은 광독성은 없으나 비터 오렌지 오일은 광독성 이므로 자외선에 노출 전에 사용을 피한다.

(26) 파초울리Patchouli : Charming

학명 : *Pogostemon cablin benth*

과명 : Labiatae or Lamiaceae꿀풀과

노트 : Base note

원산지 : 인도네시아

추출 부위 : 잎Leaf

추출 방법 : 증기증류법

식물의 생태

파초울리는 향기로운 영년생 관목으로 직립성 줄기에 커다란 녹색 잎과 흰 분홍색의 작은 꽃을 가진다.

에센셜 오일의 특성

짙은 오렌지색 또는 갈색 빛이 나는 점도가 있는 오일로 매우 진하고 달콤한 풀향, 매운 향, 나무냄새를 띠는 발삼 향이다. 파초울리 오일 향기는 증발하는 내내 달콤함이 그대로 남아 있다. 파초울리 오일의 주된 향기는 미묘한 흙냄새를 띠는 짙은 뿌리 냄새 같은 향기가 난다.

치유 작용

항우울, 항염증, 소염, 방부성, 최음, 수렴, 반흔형성 촉진, 세포생육 촉진, 탈취, 이뇨, 해열, 살균, 살충, 진정

적용 증상

- **상피계** : 점막궤양, 갈라짐, 상처, 흉터, 피부 염증, 습진, 진균성과 기생충성 피부 감염 같은 증상 치료에 추천된다.
- **신경계** : 우울, 불안, 스트레스와 연관된 증상들에 유용하다.
- **피부관리** : 재생, 보습효과가 뛰어나서 피부관리 제품에 유용하게 사용된다.

안전성

무독성·무자극성이다.

(27) 페퍼민트Peppermint : Stimulating

학명 : *Mentha piperita*

과명 : Labiatae or Lamiaceae꿀풀과

노트 : Middle note

원산지 : 프랑스, 이탈리아

추출 부위 : 잎Leaf

추출 방법 : 증기증류법

식물의 생태

페퍼민트는 영년생 허브로 높이 30~100cm까지 자란다. 페퍼민트*M. piperita* 는 20여 종의 변종과 교배종으로 구성된 식물이다. *M. piperita*는 씌어진 학명이 나타내고 있는 것처럼, 2개의 식물, 즉 스피아민트*M. Spicata*와 워터민트*M.aquatica*의 교배종이다.

민트의 주요 구성 성분은 멘톤menthone과 푸레곤pulegone이다. 일본 민트로 알려진 콘민트Cornmint는 페퍼민트나 스피아민트에 비해 생산비가 더 저렴하여 민트 향료에서 혼합제 또는 페퍼민트 오일의 섞음제로 자주 사용한다. 콘민트Cornmint는 푸레곤 함량이 더 높기 때문에 페퍼민트 오일에 비해 독성이 높은 것으로 간주한다.

에센셜 오일의 특성

연한 노란색 또는 연한 올리브 색의 용액으로 짙은 발삼 향이 나며 건조 후에는 달콤하고 신선한 강한 풀 향과 민트 향이 난다.

치유 작용

진통, 마취, 소염, 방부성, 항경련, 수렴, 구풍, 정신을 맑게 자극, 담즙 분비 촉진, 울혈 제거, 통경, 거담, 해열, 간기능 촉진, 신경 강화, 자극, 건위, 발한, 혈관 수축

적용 증상

- **진통성** : 근육통, 요통, 멍, 타박상, 관절 통증 그리고 벌레 물림 완화에 도포제 형태로 사용된다. 페퍼민트의 국부 마취 작용으로 근육 류머티즘과 신경통에 유효하다.
- **소화계** : 소화계에 가장 효과적인 에센셜 오일의 하나로 소화불량, 메스꺼움, 위통, 설사, 복부팽만을 완화한다. 메스꺼움과 구토에 효과적이며 차 멀미 완화에 적합하다.
- **림프계** : 혈액, 림프 및 모든 조직에 신선한 활력을 주어 순환을 촉진시킨다.
- **신경계** : 집중력을 향상시키고 정신적 피로회복을 도와 신경을 진정시키고 강화한다.
- **호흡계** : 열과 두통을 동반한 감기와 인플루엔자에 유용하다. 부비강 울혈, 감염, 염증에 유용하다.
- **피부 관리** : 피부 자극이나 가려움증을 완화하는 데 사용될 수 있으며 1% 또는 그 이하로 희석하여 사용한다.

안전성

페퍼민트 오일은 무독성·무자극성이나 피부가 예민한 경우에는 과민하게 반응을 나타낸다. 독일약학위원회의 보고서에서는 페퍼민트 오일 함유제품은 유아나 어린이의 얼굴, 특히 코에는 사용하지 말 것을 권하고 있다. 페퍼민트 오일 사용 시에는 멘톤과 푸레곤 성분이 낮은 페퍼민트 오일을 선택한다.

(28) 페티트그레인 비가레이드Petitgrain bigarade : Fitness & Health

학명 : *Citrus aurantium subsp amara*

과명 : Rutaceae운향과

노트 : Top note

원산지 : 북아프리카

추출 부위 : 잎Leaf

추출 방법 : 증기증류법

식물의 생태

페티트그레인 오일은 비터 오렌지bitter orange 잎에서 얻는다. 비터 오렌지는 상록수로 길지만 날카롭지 않은 가시와 향기로운 꽃을 갖고 있다.

에센셜 오일의 특성

연한 노란색 또는 적갈색의 액체로 기분 좋은 꽃 향과 달콤한 향을 가지며 나무 냄새 풀 향이 난다. 건조 후에는 매우 희미하지만 달콤한 꽃 향이 난다.

치유 작용

항우울, 항경련, 탈취, 소화, 진정, 건위

적용 증상

- **소화계** : 소화 촉진과 항경련 작용이 있어 소화불량 치료에 추천된다.
- **신경계** : 신경계를 안정시키고 고무시켜 활력을 주는 작용이 있으며, 신경 탈진과 스트레스 증상에 추천된다. 네롤리는 심각한 우울증에 훨씬 효과적인 것으로 보이지만, 페티트그레인 오일도 작용면에서 네롤리와 유사하다. 페티트그레인 오일은 긴장을 풀어 주는 릴랙싱 효과가 있으며 불면증 치료에 사용된다.
- **호흡계** : 불안한 사람, 우울한 사람에게 나타나는 신경성 천식을 예방하는 데 사용한다.
- **피부 관리** : 피부 기능을 강화시키는 토닉 효과가 있고 여드름, 피부 얼룩에 도움을 주며 피지선의 지나친 활동을 감소시킨다. 페티트그레인은 목욕 제품

에 탈취제로 이용된다.

안전성

무독성·무자극성으로 알려져 있다.

(29) 파인Pine : Fitness & Health

학명 : *Pinus sylvestris*

과명 : Pinaceae소나무과

노트 : Middle note

원산지 : 프랑스

추출 부위 : 잎Needles

추출 방법 : 증기증류법

식물의 생태

스카치 파인Scotch pine은 2개의 침엽이 한 묶음으로 된 잎과 균열이 깊게 나 있는 수피를 가지며 높이 40m가 되는 나무다. 에센셜 오일은 스카치 파인에서 생산하는데, 이 파인*Pinus sylvestris*는 가장 널리 퍼진 품종으로 아로마테라피에서 흔히 사용하는 에센셜 오일이다.

에센셜 오일의 특성

투명한 유동성 액체로 소나무 향의 신선하고 달콤한 향이 난다.

치유 작용

항미생물, 항신경통, 항류머티즘, 방부성, 항바이러스, 살균, 진정치료, 탈취, 이뇨, 거담, 살충, 발적, 기능 강화

적용 증상

- **근육통** : 순환을 촉진시키는 효과가 있어 류머티즘, 관절염 통증 완화, 힘든 작업으로 인한 근육통의 도포제로 사용될 수 있다.
- **신경계** : 폐와 신장 및 신경계의 기능 강화제로 이용된다.
- **호흡계** : 거담, 진정, 방부 특성이 있다. 다양한 종류의 폐질환에 이용된다. 감

기에서 비롯된 기침 가래를 깨끗하게 하고 부비강 및 기관지 울혈, 기침, 천식, 기관지염에 사용할 수 있다.

- **비뇨기계** : 파인의 살균성은 방광염과 신우염 증상에 유용하다.

안전성

무독성·무자극성이나 피부가 예민한 경우에는 과민반응이 나타날 수도 있다.

(30) 로즈 앱솔루트Rose Absolute : Euphoric

학명 : *Rosa centifolia*

과명 : Rosaceae장미과

노트 : Middle note

원산지 : 모로코, 터키

추출 부위 : 꽃Flower

추출 방법 : 용매추출법

식물의 생태

로사Rosa 종은 높이 2.4m의 가시가 많은 작은 관목으로 향기로운 밝은 적색의 겹꽃에 노란색 수술을 갖는다. 장미는 수천 가지 변종들이 있으나, 장미 오일이 생산되는 대표적인 종은 다음과 같다.

*R. damascena*에서 유래한 다마스크 로즈Damask rose

*R. centifolia*에서 생산되는 캐비지 로즈Cabbage rose 또는 메이 로즈May rose

R. gallica

에센셜 오일의 특성

로즈 앱솔루트 *R. centifolia*에서 얻은 로즈 앱솔루트는 오렌지 노란색에서 갈색의 오랜지색의 점도가 있는 액체로 달콤하고 짙은 장미향이 나며 향이 오래 지속된다.

치유 작용

항우울, 소염제, 방부, 항경련, 항바이러스, 최음, 수렴, 살균, 담즙 분비 촉진, 반흔 형성, 정화, 통경, 지혈, 간 기능 강화, 완화제, 진정신경계, 건위, 기능 강화심장, 간, 위, 자궁

적용 증상

장미 오일은 모든 에센셜 오일 중 가장 다양한 치료 특성을 갖는다. 영혼, 정신, 육체 문제에 포괄적으로 이용할 수 있다

- **신경계** : 항우울제, 진정제, 심계항진, 불면 치료에 유용하다. 분노, 두려움, 불안과 같은 감정을 진정시킨다. 슬픔, 심리적 고통을 해소하여 활력을 준다.
- **생식계** : 장미 오일은 자궁의 기능 강화제로 사용된다. 생리를 조절하고 생리통과 과도한 생리 출혈을 경감시키고 불임에 권유한다.
- **피부 관리** : 장미 오일은 뛰어난 보습 및 유연효과가 탁월하며 노화 피부, 건성 피부, 민감성 피부 외 모든 피부에 이상적이다. 모세혈관 기능 강화 효과와 수렴 효과가 있으며 피부 발적이나 염증 치료에 사용할 수 있다. 로즈 워터도 진정과 수렴의 목적으로 사용된다.

안전성

로즈 앱솔루트는 무독성·무자극성이다.

(31) 로즈 오토Rose Otto : Euphoric

학명 : *Rosa damascena*

과명 : Rosaceae장미과

노트 : Middle note

원산지 : 불가리아 / 터키

추출 부위 : 꽃Flower

추출 방법 : 증기증류법

식물의 생태

로즈 앱솔루트Rose Absolute의 식물의 생태와 동일

에센셜 오일의 특성

불가리아산 *R. damascena*에서 얻은 로즈 오또는 연한 노란색 또는 올리브 노란색 액체로 따뜻하며 진한 꽃 향, 약간 매운 향, 은은하고 달콤한 꿀 냄새를 풍부하게 지닌다.

치유 작용

항우울, 소염제, 방부, 항경련, 항바이러스, 최음, 수렴, 살균, 담즙 분비 촉진, 반흔 형성, 정화, 통경, 지혈, 건위, 간·심장·자궁 기능 강화, 완화제, 진정신경계

적용 증상

장미 오일은 모든 에센셜 오일 중 가장 다양한 치료 특성을 갖는다. 영혼, 정신, 육체 문제에 포괄적으로 이용할 수 있다

- **신경계** : 항우울제, 진정제, 심계항진, 불면 치료에 유용하다. 분노, 두려움, 불안과 같은 감정을 진정시킨다. 슬픔, 심리적 고통을 해소하여 활력을 준다.
- **생식계** : 장미 오일은 자궁의 기능 강화제로 사용된다. 생리를 조절하고 생리통과 과도한 생리 출혈을 경감시키고 불임에 권유한다.
- **피부 관리** : 장미 오일은 뛰어난 보습 및 유연효과가 탁월하다. 노화 피부, 건성 피부, 민감성 피부 외 모든 피부에 이상적이다. 모세혈관 기능 강화 효과와 수렴 효과가 있으며 피부 발적이나 염증 치료에 사용할 수 있다. 로즈 워터도 진정과 수렴의 목적으로 사용된다.

안전성

로즈 앱솔루트는 무독성·무자극성이다.

(32) 로즈메리 시네올Rosemary Cineol : Stimulating

학명 : *Rosmarinus officinalis*

과명 : Labiatae or Lamiaceae꿀풀과

노트 : Middle note

원산지 : 프랑스

추출 부위 : 잎Leaf

추출 방법 : 증기증류법

식물의 생태

로즈메리는 작은 상록관목으로 두꺼운 향기성의 직선형 잎을 가지며 2m 높이까지 자란다.

로즈메리 시네올*Rosemarinus officinalis*의 주요한 케모 타입은 3가지가 있다.

① camphor-borneol스페인

② 1.8-cineole튀니지

③ verbenone프랑스

에센셜 오일의 특성

연한 노란색에서 거의 무색인 유동성 액체로 강하고 신선한 나무 향, 풀 향, 나무 향, 발삼 향이 난다.

치유 작용

진통, 항우울, 수렴, 구풍, 머리를 맑게 하는, 담즙, 분비 촉진, 원기회복, 소화, 이뇨, 통경, 간 기능 자극 및 보조, 고혈압성, 신경 강화, 발적, 자극, 발한, 기능 강화

적용 증상

- **심혈관계** : 심장의 기능강화제로 심장의 피로, 저혈압, 손발 순환 문제에 유익하다.
- **간기능 강화제** : 간과 쓸개의 기능강화제로 추천된다. 쓸개 감염, 담석산통쓸개급통증, 담석 치료에 사용할 수 있다.
- **근골격계** : 로즈메리는 진통성이 우수하여, 류머티즘 및 관절염과 지치고 뻣뻣한 근육 치료에 사용된다.
- **신경계** : 중추신경계를 자극하여 집중력을 향상시킨다.
- **호흡계** : 시네올 케모 타입의 로즈메리는 기관지염, 천식, 부비강염, 카타르 증상과 같은 호흡기 질환에 권유된다.
- **피부 관리** : 로즈메리는 전통적으로 피부와 모발 관리에 이용된다. 모발 성장 촉진 효과가 있어 탈모 예방 관리에 이용되며 비듬 예방용으로도 사용된다.

안전성

로즈메리 오일은 무독성·무자극성이나 임신, 간질 환자, 고혈압 환자는 사용을 피한다.

(33) 로즈우드Rosewood : Fitness & Health

학명 : *Aniba rosaeodora*

과명 : Lauraceae녹나무과

노트 : Middle note

원산지 : 브라질

추출 부위 : 나무Wood

추출 방법 : 증기증류법

식물의 생태

중간 크기의 열대성 상록수이다.

에센셜 오일의 특성

무색에서 연한 노란색을 띠는 액체이다. 활력을 주는 향으로 달콤한 나무 향, 꽃향, 매운 향이 난다.

치유 작용

항우울, 방부성, 살균, 정신을 맑게 자극, 피부 세포 촉진, 탈취, 살충, 자극

적용 증상

- **신경계** : 정신을 고무시키고 생기를 돋우는 특성은 정신적 피로로 인해 의기소침하거나 불안한 상태를 완화하는 데 권장된다.
- **피부 관리** : 로즈우드는 살균 작용과 세포 성장 촉진 오일로 여드름, 피부염, 민감성 피부, 노화 피부, 손상된 피부 관리에 유익하다. 로즈우드는 피부에 사용하는 매우 안전한 오일이며, 방부성이 있기 때문에 탈취제로 이용하면 좋은 효과를 볼 수 있다.

안전성

무독성·무자극성으로 알려져 있다.

(34) 샌달우드Sandalwood : Euphoric

학명 : *Santalum album*

과명 : Santalaceae단향과

노트 : Base note

원산지 : 동인도

추출 부위 : 나무Wood

추출 방법 : 증기증류법

식물의 생태

샌달우드*S. album*은 높이 9m가 되는 작은 상록 교목이다.

에센셜 오일의 특성

연한 노란색에서 노란색을 띠는 점성이 있는 액체로 매우 부드럽고 달콤한 나무향과 약간의 발삼 향이 나고, 뛰어난 향의 지속성으로 몇 시간 동안 일정한 향을 유지한다.

치유 작용

항염증, 소염, 방부성, 항경련, 수렴, 구풍, 점막, 염증완화, 이뇨, 피부 연화, 거담, 진정, 기능강화

적용 증상

- **림프계** : 정맥류나 부어 오른 림프절과 같은 울혈 치료에 유용하다.
- **신경계** : 샌달우드는 신경을 안정시키는 효과가 있어서 두통, 불면, 긴장 같은 증상에 이완 작용을 한다.
- **호흡계** : 진정, 완화 효과가 필요한 호흡기 감염 치료에 추천되며 만성 기관지염에 권한다.
- **비뇨기계** : 샌달우드 오일은 전통적으로 방광염, 임질과 같은 생식, 비뇨기의 감염에 사용된다. 수렴작용으로 점막의 울혈을 해소시키며 감염 위험성을 최소화하여 준다.
- **피부관리** : 진정 작용, 열을 낮추는 작용, 수분 공급 작용을 하여 수분 손실과

피부 염증으로 유발된 건성 피부 질환에 사용된다. 습진, 건선, 여드름의 치료에 사용할 수 있다.

안전성

무독성·무자극성, 민감성을 일으키지 않는다고 알려져 있다.

(35) 티트리Teatree : Fitness & Health

학명 : *Melaleuca alternifolia*

과명 : Myrtaceae도금양과

노트 : Top note

원산지 : 호주

추출 부위 : 잎Leaf

추출 방법 : 증기증류법

식물의 생태

티트리*Melaleuca alternifolia*는 높이 5~7m까지 자라는 관목 혹은 작은 수목으로, 일반적으로 하나의 몸통 줄기를 갖고 있다.

에센셜 오일의 특징

연한 노란빛을 띠는 녹색에서 거의 투명한 유동성 액체로 따뜻한 매운 향의 방향성 향이 난다.

치유 작용

항미생물, 항진균, 방부, 살균, 반흔형성, 거담, 살진균, 면역자극, 살충, 신체 기능 자극, 발한

적용 증상

- **항균성** : 세균, 바이러스, 곰팡이균에 작용한다.
- **생식 비뇨계** : 아구창, 질염, 카타르, 기침, 소양증의 치료에 추천된다.
- **면역계** : 강력한 면역자극제 역할을 한다.
- **호흡계** : 천식, 기관지염, 카타르, 기침, 부비강염, 백일해 치료에 추천된다.

• **피부 관리** : 여드름, 무좀, 물집, 화상, 입술 헤르페스, 비듬, 포진, 벌레 물린 데, 지성 피부, 발진, 물사마귀, 상처 치료에 권유된다.

안전성

티트리 오일은 무독성·무자극이며 일부 사람들에게 과민반응이 일어날 수 있다.

(36) 타임 티몰Thyme Thymol : Stimulating

학명 : *Thymus vulgaris*

과명 : Labiatae or Lamiaceae꿀풀과

노트 : Middle note

원산지 : 프랑스

추출부위 : 식물Plant

추출방법 : 증기증류법

식물의 생태

타임은 300개 이상의 다른 종들이 있으며 가장 많이 사용되는 종인 타임 티몰*Thymus vulgaris*은 수직성 상록 반관목으로 희거나 분홍색의 꽃이 핀다.

타임 티몰*Thymus vulgaris*의 중요한 케모 타입은 thymol, carvacrol, linalool의 3가지가 있다.

에센셜 오일의 특성

레드타임 오일은 갈색을 띤 붉은색, 오렌지 적색의 액체로 다소 맵고 따뜻한 풀향이 난다.

치유 작용

항류머티즘, 방부, 항경련, 살균, 심장 자극, 구풍, 반흔 형성, 이뇨, 통경, 거담, 고혈압성, 살충, 자극, 기능 강화, 구충

적용 증상

• **소화계** : 구풍제, 복부팽만 완화, 장내 가스 차는 증상을 완화한다.
• **면역계** : 모든 전염성 질병에 추천되며 백혈구 생산을 자극하여 면역력을 높여준다.

- **근골격계** : 통풍, 류머티즘 관절염 통증, 운동 부상의 완화에 사용한다. 또한 수축성 또는 경련성의 오래된 통증에 추천된다.
- **신경계** : 우울, 정신적 피로에 유용하며, 두통이나 스트레스 관련 질환에 권유된다.
- **호흡계** : 호흡기의 기능 강화제, 방부제, 거담제, 허약함, 폐의 충혈, 감염과 관련된 감기증상에 사용할 수 있다. 만성 피로, 얕은 호흡, 카타르성 기침, 기관지염에 유용하다.
- **토닉** : 타임 오일은 지치고 무기력한 사람에게 특히 효과적이다. 또한 회복에 매우 유용하며, 식욕을 자극한다. 타임은 몸과 마음을 회복시키고 강화시키며 뇌를 자극하고 기억력을 향상시킨다. 또한 순환을 자극하여 낮은 혈압 상승에 사용할 수 있다.

안전성

무독성·무자극성이며 경우에 따라서 과민성이다.

(37) 베티버Vetiver : Charming

- **학명** : *Vetiveria zizanoides*
- **과명** : Poaceae or Gramineae벼과
- **노트** : Base note
- **원산지** : 마다가스카
- **추출 부위** : 뿌리Roots
- **추출 방법** : 증기증류법

식물의 생태

베티버*V. zizanoides*는 조밀하게 뭉치로 자라 나오는 키가 큰 다년생 벼과 식물로, 원뿌리는 강건하고 측지를 형성하는 지하경으로 되어 있으며 이 지하경은 땅을 깊이 관통하지는 않지만 광범위하게 발육하는 섬유질로 된 깔개 형태이며 향기가 있다. 베티버는 토양의 침식 작용을 예방하는 데 사용된다.

에센셜 오일의 특성

적갈색에서 갈색을 띠는 점성이 있는 액체로, 향은 달콤하고 매우 오래 가며, 나무 향과 흙냄새를 띠며 뿌리와 젖은 흙이 연상된다.

치유 작용

방부, 신경 강화, 진정, 부드러운 발적, 기능 강화

적용 증상

- **근골격계** : 부드러운 발적제로 관절염, 류머티즘, 근육통에 사용된다.
- **신경계** : 이완작용이 있어 스트레스, 불안, 불면, 우울증에 유용하다. 베티버 오일은 극도로 지치고 힘든 신체, 정신, 감정의 탈진 상태에 추천된다.
- **생식계** : 베티버는 에스트로겐estrogen과 프로게스테론progesterone 호르몬 분비를 조절하여 폐경기에 사용하는 이상적인 오일이다. 갱년기 때에 호르몬과 관계되어 나타나는 증상을 호전시켜 준다.
- **피부관리** : 신체 결합 조직을 건강하게 한다. 연약한 피부나 지치고 생기 없는 피부에 사용한다.

안전성

베티버 오일은 무독성·무자극성으로 알려져 있다.

(38) 일랑일랑 컴플리트Ylang-Ylang Complete : Euphoric

학명 : *Cananga odorata genuina*

과명 : Annonaceae포포나무과

노트 : Base note

원산지 : 마다가스카

추출부위 : 꽃Flower

추출방법 : 증기증류법

식물의 생태

일랑일랑 컴플리트는 생육이 빠르고, 높이가 15~25m에 이르는 키가 큰 상록 교목으로 크고 노랑과 녹색의 향이 강하게 나는 꽃이 피며 일년 내내 개화한다.

에센셜 오일의 특성

보통 노르스름한 색을 띠며 다소 점도가 있는 액체로 강력하고 달콤한 향, 부드러운 발삼 향, 꽃 향이 난다.

치유 작용

항우울, 방부성, 최음, 저혈압성, 진정

적용 증상

- **순환계** : 심장의 두근거림 치료와 높은 혈압을 낮추는 데 추천된다.
- **신경계** : 지나치게 빠른 호흡과 심장 박동 속도를 늦춘다. 쇼크, 불안, 분노 상태의 감정을 해결해 주며 항우울제로 이용된다. 일랑일랑은 흔히 최음제로 분류된다.
- **생식계** : 일랑일랑은 특히 생리 시작 바로 전에 발생하는 불안한 심리상태와 관련된 PMS의 치료에 유용한 것으로 알려져 있다.
- **피부관리** : 일랑일랑 오일이 피부 관리 제품에 첨가되면 피부를 부드럽게 하고 피지 분비 조절 기능이 있어 유분과 수분의 균형을 맞추어 준다. 또한, 모발 영양제로 베이스 오일과 혼합하여 모발과 두피에 마사지 또는 팩으로 이용한다.

안전성

일랑일랑 오일은 무독성·무자극성·비과민성이나 과용할 경우에는 메스꺼움 또는 두통이 발생할 수 있다.

(2) 에센셜 오일과 안전

에센셜 오일은 휘발성이 강하고 농축된 천연 화학물로 반드시 희석해서 사용해야 한다. 단, 라벤더 오일이나 티트리 오일은 국소부위에 부분적으로 원액을 적용할 수 있다.

(3) 에센셜 오일 사용 및 보관 시 주의사항

① 에센셜 오일은 100% 순수한 것이어야 하며 안전성이 높은 것으로 선정한다. 순수한 것이 아닐 경우에는 오심이나 부작용이 나타나며 효과가 떨어지게 된다.

② 에센셜 오일 원액을 피부에 직접 도포하는 것은 피하고 반드시 희석하여 사용한다. 일부 오일은 예외. 예) 라벤더, 티트리 외

③ 에센셜 오일은 휘발성이 강하므로 보관 시, 사용 후에는 마개를 잘 닫아 둔다.

④ 에센셜 오일은 빛으로부터 보호하기 위해 암갈색 또는 어두운 유리병에 보관하며 냉암소에 보관한다.

⑤ 눈, 입술, 코, 생식기 주변 등 점막 주위에 희석한 것도 사용하지 않는다.

⑥ 감귤류의 오일은 자외선에 노출되기 전에는 사용을 피한다.

⑦ 알러지나 중병에 걸린 환자인 경우에는 전문의와 상의 후에 사용한다.

⑧ 에센셜 오일이 눈에 들어간 경우에는 우유로 눈을 희석시키고 식물성 오일을 눈 주위에 떨어뜨린다. 사용한 에센셜 오일을 가지고 병원으로 간다.

⑨ 임신이나 영 · 유아에게 사용 시 전문의와 상의 후에 사용한다.

⑩ 에센셜 오일 사용 유효기간은 2년 이내이며, 감귤류는 더욱 더 짧다. 한 번 개봉한 것은 가급적이면 기간 내에 사용하도록 한다.

⑪ 에센셜 오일 사용 시 각 오일의 안정성을 꼭 고려하여 사용한다.

2. 캐리어 오일의 약리작용

캐리어 오일이란

캐리어 오일carrier oil 또는 베이스 오일 base oil은 아로마 오일을 피부에 보다 효과적으로 침투시키기 위하여 사용 되는 식물성 오일을 말한다.

캐리어 오일은 아로마 오일을 피부속으로 깊이 운반하는 역할을 하며 주로 식물의 꽃, 씨, 열매 등에서 추출되며, 1차 냉각 압축법으로 추출한 100% 천연 오일로 구성되어 있다.

아로마 테라피에서 사용되는 캐리어 오일은 매우 다양하고, 점도, 색상 및 효능이 다르기 때문에 효능에 맞추어진 아로마 오일을 사용하는 만큼, 사용 목적에 알맞은 캐리어 오일을 선택하는 것도 중요하다.

화학적으로 캐리어 오일은 트리글리세리드griglyceride, 즉 지방산 구조를 가지고 있다. 지방산을 중심으로 구성된 오일을 지방유라고 하는데 종류에 따라 포화 지방산이 결합된 경우에는 실온에서 고체 상태를 나타내고, 불포화 지방산이 결합된 경우에는 대개 액체 상태를 나타낸다.

식물성 오일은 대부분이 액체 상태로 불포화 지방산인 올레산, 리놀레산, 리놀렌산 등으로 이루어져 있다. 그러나 불포화 지방산이 많이 함유된 식물성 오일은 공기중에 오래 노출 하게 되면 좋지 않은 냄새와 맛으로 변하게 된다.

이와 같이 오랜 기간 두었을 때 자극적인 냄새가 나는 것을 산패라고 하며 산패가 된 오일을 이용하여 마사지를 하게 되면 피부에 자극을 일으키게 되므로 캐리어 오일은 보관상 주의를 하여야 한다.

(1) 살구씨 오일Apricot kernel oil

학명 : *Prunus armeniaca L.*

어원 : 라틴어 'Prunus'는 서양자두 나무를 뜻하고 'armeniaca'는 '아르메니아의of Armenia'라는 뜻이다.

식물과 환경

중국이 원산지인 살구나무는 중동에 소개됐고 그 뒤 로마인들이 남부 유럽에 많은 살구 과수원을 세웠다. 낙엽수인 살구 나무는 약 9m까지 자란다. 이른 봄에 빨간 색조의 흰 꽃이 피고 난 뒤 잎이 난다.

오일

스위트 아몬드 오일과 거의 비슷하다.

추출법

아로마테라피를 위한 최상품은 씨에 열을 가하지 않은 채로 압착해서 얻는다.

민간 및 전통적인 사용

으깬 과일은 피부를 부드럽게 하기 위한 얼굴 마스크로 쓰였다. 전통 중국 의학에서 살구씨는 기침이나 천식을 멎게 하거나 종양을 치료하는 데 쓰였다.

치료적 특징

- 피부에 유연함과 영양을 주기 때문에 피부 보호에 뛰어나다.
- 피부에 쉽게 흡수된다.
- 습진으로 인한 가려움증을 완화하는 데 좋다.
- 아기 엉덩이의 자극을 완화하는 데 쓰여 왔다.
- 민감성, 건조, 나이 든 피부에 적합하다.

그밖의 용도

잘게 갈은 씨껍질은 얼굴 스크럽으로 죽은 피부 세포를 씻어내는 데 종종 쓰인다. 살구씨 오일은 피부를 부드럽게 하는 작용 때문에 전통적으로 화장품에 많이 쓰였고 비누와 콜드 크림에도 쓰였다.

주의 사항

독성에 대한 보고는 없다. 다만 살구씨로 인한 접촉 피부염은 보고된 적이 있다.

(2) 아보카도 오일Avocado oil

학명 : *Persea gratissima Caertn.*

과명 : 녹나무과Lauraceae

어원 : 'Persea'는 그리스어로 나무를 뜻하고 'gratissima'는 라틴어로 '매우 기쁘게 하다'는 의미이다.

식물과 환경

아메리카 대륙의 열대 및 아열대 지방이 원산지로 15세기 스페인 사람들이 발견해 유럽에 소개했다.

오일

아보카도 오일은 보존성이 좋지만 일부 유용한 성분들이 응결될 수 있으므로 냉장고에는 두지 말아야 한다. 저온에서는 뿌연 액체이고 때로는 침전물이 보이기도 한다. 이 두 가지 특징은 오일이 정제과정을 거치지 않았다는 사실을 알려주기 때문에 오히려 좋은 표지로 생각될 수도 있다. 아보카도는 온도가 내려갈수록 점차 굳어지지만 섭씨 0℃에서는 고체화되었다가 상온에서는 다시 액체가 된다. 정제되지 않은 오일은 녹색을 띤다.

추출법

오일은 상처가 나서 시장에서 신선한 과일로 팔 수 없는 열매를 말린 뒤 압착해 얻는다. 먼저 과피를 벗기고 씨를 빼낸 뒤 과육을 얇게 잘라 약 섭씨 130℃, 산소가 없는 조건에서 수분을 없앤다. 이런 식으로 물을 제거하는 것은 쓸모없는 유화emulsion가 생기지 않게 하기 위함이다. 말린 절편은 잘게 간 뒤 냉압착한다.

오일 추출 과정에서 편법이 많이 동원돼 진짜 냉압착된 아보카도 오일은 흔하지 않다. 화장품 업계가 주 사용자인데 옅은 노란색의 정제된 오일을 선호하기 때문이다. 아로마테라피용으로는 정제되지 않은, 녹색의, 냉압착 오일이 좋다.

치료적 특징

- 우수한 피부유연제, 다른 캐리어 오일들보다 피부에 잘 흡수돼 마사지용으로 가치가 높다.

• 피부치료 효과가 있고 혈관장애 질환인 레이노병 치료에 쓰여왔다.
• 피부를 촉촉하고 부드럽게 하고, 주름제거 효과가 있다.
• 특히 건성 피부에 추천할만하다. 일반 피부 염증에 좋다.

민간 및 전통적인 사용

한때 아보카도 오일은 최음제로 여겨지기도 했다. 아보카도 펄프는 머리카락 성장을 촉진시켜 포마드로 쓰여 왔다.

기타 용도

아보카도 오일은 레시틴lecithin이 풍부하기 때문에 립스틱 등 화장품에 폭 넓게 쓰인다. 으깬 아보카도 펄프로 만든 마스크를 얼굴에 20분 동안 발라 두면 피부가 깨끗하고 촉촉해진다. 참깨와 올리브 오일과 같은 양을 넣고 혼합한 오일은 햇빛으로부터 피부를 보호한다.

주의 사항

무색의 탈색된 오일을 치료용으로 써서는 안 된다. 아보카도 오일이 들어있는 샴푸가 동물과 사람의 피부와 눈에 약간의 자극을 보인다는 시험 결과가 있지만 직접적 원인이라는 증거는 없다.

(3) 보리지 오일Borage oil

학명 : *Borago officinalis L*

과명 : 지치과Boraginaceae

어원 : 보리지는 종종 'Beebread꿀벌의 식량'라고 불리는데, 이는 벌들이 이 식물을 좋아하기 때문이다. 과거 대부분의 문헌은 보리지가 사람들에게 행복감을 가져다 준다고 썼는데, 플리니Pliny, 1세기에 살았던 로마의 학자는 이 식물을 'euphorosinum'이라고 불렀다. 'Borago'란 단어는 아마도 털이 많은 의복이란 의미의 라틴어인 'burra'에서 온 것일텐데, 이 식물의 잎의 모습을 나타낸다.

식물과 환경

이 식물은 중동이 원산지로 지금은 넓은 지역에 퍼져 있다. 일년생때로는 2년생인

보리지는 털이 많은 줄기와 역시 털이 많은 회녹색 잎, 그리고 핑크빛 청색의 예쁜 별 모양의 꽃이 특징이다. 이 식물은 약 60cm까지 자란다.

오일

1980년대 초반, 필수지방산인 감마 리놀레닉 산GLA이 보리지 오일의 트리아실글리세롤triacylglycerol의 성분이라는 것이 밝혀졌다. 함량이 16~23%로 보리지 오일은 GLA가 가장 많이 들어 있다. 이브닝 프라임로즈 오일은 이보다 훨씬 적은 9% 정도이다

GLA는 매우 불안정해서 빛이나 열, 습도, 공기 중의 산소에 의해 쉽게 파괴되므로, 오일은 차고 어두운 곳에 보관해야 한다.

추출법

보리지 오일은 짙은 갈색의 씨를 냉압착해서 얻는다.

민간 및 전통적인 사용

전통적으로, 보리지의 잎과 씨는 젖이 잘 만들어지는데 도움이 된다고 여겨졌다. 외용으로는 염증으로 인한 붓기를 가라앉히는 찜질약으로 쓰였다. 중세에 보리지를 항염증제로 썼다는 기록이 있지만, 고대로부터 이 식물에 대해 일관되게 보고된 것은 이것이 우울한 사람을 명랑하게 하고 비관적인 사람을 쾌활하게 하는 등 사람들을 즐겁고 편안하게 해준다는 사실이다.

치료적 특징

- 보리지 오일의 지방산 성분은 주름을 없애는 작용이 있어 얼굴 관리 오일이나 로션에 첨가하면 좋다4~8% 농도.
- 자극이 없기 때문에 습진이나 건선 등의 피부 상태에 좋다.

화장품에의 사용

GLA의 함량이 높기 때문에 정상적인 피부기능을 되찾거나 유지하는데 좋다. 보리지 추출물은 기초 화장품에 쓰인다.

주의 사항

지금까지 알려진 바로는, 보리지 오일의 부작용은 없다. 눈과 피부에 대해 독성이나 자극이 없는 것으로 보고됐다.

(4) 칼렌둘라 오일Calendula oil

학명 : *Calendula officinalis*

어원 : 매리골드marigold 또는 매리버드marybud로도 불리는 칼렌둘라는 매달의 첫째 날을 뜻하는 라틴어 'calendae'에서 왔는데 들판에 자라면서 일년 내내 수시로 꽃을 피우기 때문에 이런 이름이 붙었다.

매리골드란 영어 이름을 얻게 된 것은 아름다운 황금빛 꽃을 성모 마리아 'the Virgin Mary'와 황금 'Gold'에 연결지었기 때문이다.

식물과 환경

지중해 원산인 한해살이 식물로 중세 이래로 짙은 노란색의 예쁜 꽃 때문에 널리 재배되었다. 세계 어느 나라에서나 볼 수 있으며 약 50cm 정도 자란다.

오일

자체적으로 식물 오일이 얻어지지 않고 꽃을 용매 추출해 얻는 정유앱솔루트의 양도 미미하다. 따라서 매서레이티드 오일의 형태로 널리 쓰인다.

추출법

꽃을 해바라기 오일에 담근다. 이 과정에서 오일에 녹는 유효 성분들이 우려져 나온다.

민간 및 전통적인 사용

역사적으로 칼렌둘라는 진경제, 순한 발한제, 항염제, 지혈제, 통경제, 수렴제 및 상처약 등으로 명성을 유지해 왔다. 예로부터 약초학자들은 칼렌둘라를 치료제로 널리 사용해 왔다.

내복용으로는 위, 십이지장 궤양, 소화불량, 담즙의 문제, 무월경 및 월경불순 등의 증상에 쓰였다. 꽃의 추출물, 팅크 및 우려낸 제제는 잘 아물지 않는 상처, 욕창, 타박상, 벤 데, 긁힌 상처 등에 쓰였다. 칼렌둘라는 효과적인 수렴제로 알려져 있다.

이 식물은 탄닌tannins을 함유하는데 이것이 피부 단백질과 작용해 피부를 팽팽하게 해 준다. 꽃을 벌에 물린 데 문질러주면 자극을 가라앉혀 준다.

치료적 특징

- 칼렌둘라 오일은 피부에 유용한 효과를 갖고 있어 다음 증상에 쓰일 수 있다. 정맥류, 타박상, 습진, 벤 데.
- 두 세 방울의 적당한 정유를 더해 사용하면 효과가 배가될 수 있다. 메서레이티드 오일은 일반 캐리어 오일보다 비싸기 때문에 칼렌둘라 오일 25%에 다른 적당한 캐리어 오일 75%를 섞어 쓰기도 한다. 이 경우 정유가 추가적으로 들어가야 한다.
- 칼렌둘라 추출물은 치료를 촉진하고 염증을 줄이는 데 쓰인다.

기타 용도

칼렌둘라 오일은 트고 갈라진 피부에 좋기 때문에 손이나 몸 관련 화장품에 쓰인다. 클렌징 크림 등에 보통 3~10% 정도 들어간다.

주의 사항

칼렌둘라 뿐 아니라 타지츠tagetes도 매리골드란 이름으로 불리기 때문에 주의를 요한다. 타지츠는 완전히 다른 식물Tagetes patula에서 얻은 정유이다. 칼렌둘라에 대한 알레르기 반응은 알려져 있지 않다.

(5) 캐롯 오일Carrot oil

학명 : *Daucus carota L.*

과명 : 산형과傘形科, ApiaceaeUmbelliferae

어원 : 'Daucus'는 라틴어로 당근carrot을 뜻하며 같은 의미의 그리스어는 'karoton'이다

식물과 환경

우리가 익숙한 당근은 2년생 식물로 주 성분은 물87%이고 그 밖에 붉은 색소인 카로틴carotene, $C_{40}H_{56}$, 당류, 펙틴pectins, 레시틴lecithin, 셀룰로스 등으로 이루어져 있다.

오일

정유는 씨앗에서 나오지만 메서레이티드 오일은 식물의 뿌리에서 얻는다.

추출법

당근을 깍두기처럼 잘게 자른 뒤 해바라기씨 오일에 담근다. 가끔씩 흔들어주며 약 3주 동안 방치한다. 그 뒤 걸러내면 투명한 오렌지빛 액체인 당근 오일을 얻게 된다.

민간 및 전통적인 사용

헛배가 부르거나 위산 과다일 때 당근 주스를 마시면 좋다. 당근 오일은 카로틴이 많아 노란색을 내는 식용색소로 즐겨 쓰여 왔다.

치료적 특징

- 진짜 당근 오일에는 베타-카로틴, 비타민 A, B, C, D, E, F가 풍부하다.
- 피부에 활력을 주고 상처난 부위의 재생을 도와 치료 과정을 앞당긴다.
- 피부 간지럼증을 가라앉히고 건선이나 습진에 좋은 것으로 알려져 있다.

기타 용도

노화를 지연시키는 효과가 있어 특히 주름진 목에 좋다고 알려져 있다. 당근 오일은 베타-카로틴과 비타민 A의 공급원으로 일광 차단용 화장품에 쓰인다.

주의 사항

당근 매서레이티드 오일은 종종 당근 정유와 혼동되는데, 후자는 씨앗을 수증기 증류해 얻은 것으로 매서레이티드 오일과는 전혀 다르다. 정유는 선텐 제품에 종종 쓰이는데 월경을 유발하는 특징이 있기 때문에 임신 중에는 피해야 한다. 당근이나 당근 주스를 지나치게 섭취하면 해로운데, 이는 비타민 과잉증hypervitaminosis 때문이다. 이런 경우 종종 손바닥이나 발바닥이 오렌지색으로 변하고 피부가 점차 각질화된다. 극단적인 경우는 죽음으로 이어질 수도 있다.

(6) 헤이즐넛 오일Hazelnut oil

학명 : *Corylus avellana*

과명 : 자작나무과

어원 : 코브넛cobnut 또는 필버트filbert로도 알려져 있다. 그리스어 'Korylos' 또는 라틴어 'Corylus'는 '개암hazel'을 의미하고 'avellana'는 이 식물이 남 이탈리아의 아벨라 베치아Avella Vecchia에서 유래함을 뜻한다.

식물과 환경

높이 3m의 작은 낙엽수로 북유럽 전역에 걸쳐 볼 수 있는데 기원은 그리스로 여겨진다. 한 나무에서 암꽃과 수꽃이 피는데, 2월과 3월에 보이는 길쭉한 노란 개지가 눈에 띈다.

오일

헤이즐넛 오일은 호박amber같은 노란색으로 매우 유쾌한 맛이 난다. 조성이 비슷한 아몬드 오일의 대용으로 흔히 쓰인다.

추출법

보통 냉압착으로 오일을 얻는데, 압착한 뒤에는 며칠 동안 방치해 침전물을 가라앉힌다. 무게의 40% 정도의 오일이 얻어진다.

치료적 특징

- 피부에 빨리 흡수된다.
- 피부에 영양 공급
- 가벼운 수렴 효과
- 혈액순환을 촉진
- 지성 피부에 종종 쓰이고, 여드름의 경우, 때때로 포도씨 오일이나 해바라기씨 오일에 희석해서 쓴다.

화장품에의 사용

헤이즐넛 오일은 일광차단 효과가 있다. 따라서 선 로션 및 선 크림에 쓰이고 샴푸, 비누에도 쓰인다.

주의 사항

헤이즐넛은 면역학적 접촉성 두드러기를 일으키고 아나필락시스anaphylaxis, 과민증를 유발할 수 있음이 보고돼 있다.

(7) 호호바 오일Jojoba oil

학명 : *Simmondsia chinensis*

어원 : Simmonds 씨를 따라 이름을 지었고, 'sinensis'는 중국이란 의미이다. 'Buxus'는 회양목box plant을 뜻한다. 고트 넛goat nut 또는 커피베리coffeeberry로도 불린다.

식물과 환경

가죽 같은 잎을 가진 이 다년생 관목은 건조한 지역에서 잘 자라기 때문에 남부 캘리포니아, 애리조나, 북서 멕시코 등지에 자생한다. 이 식물은 암수 모두 성장이 느린데 암 관목의 경우 5년째에야 겨우 씨가 여문다. 성숙하는 데 12년이 걸리는데 이때 높이는 0.5~2.0m에 달한다. 호호바는 수분의 손실을 막아 주는 청록색의 두꺼운 큐티클로 이루어진 잎이 특징이다. 과일의 껍질은 쪼개져 씨가 땅에 떨어지기 전에 녹색에서 갈색으로 바뀐다.

씨는 커피 콩과 비슷하게 생겼는데 여름철에 얻는다.

호호바 씨는 원래 야생하는 관목에서 얻지만 1979년 이래 상업적으로 경작돼 오고 있다. 호호바는 땅이 사막화되는 것을 막는 목적으로 심기도 한다.

오일

호호바는 오일이 아니라 황금 빛 액체 왁스이다. 왜냐하면 이것은 트리아실글리세롤triacylglycerols이 아니라 긴 사슬의 지방산평균 사슬 길이 C20과 긴 사슬의 지방 알코올평균 사슬 길이C21로부터 형성된 에스테르이기 때문이다.

이 오일은 쉽게 산화되지 않고 열 안정성도 좋아 변질되지 않아 보존 기간이 길어 수년이 지나도 화학적 조성에 큰 변화가 없을 정도이다. 이 오일은 285℃ 이상으로 반복적으로 가열하거나 370℃에서 4일 동안 가열해도 거의 변화가 없을 정도이다. 아주 차가운 곳이나 냉장고 안에 두면 고체화되지만 10℃만 되면 곧 액체화된다. 오일은 향유고래 기름의 대용품으로 쓰일 수 있다.

추출법

호호바 열매를 냉동 압착하여 추출한다.

치료적 특징

항염 작용이 있어 여드름 피부에 효과적이며 이외의 피부에도 널리 사용되고 있다. 특히 쉽게 산화되지 않고 침투성이 좋아 모공 속의 각종 노폐물을 잘 용해시키므로 지성 피부에 효과적이다. 관절염, 건선, 습진에도 효과적이다.

화장품에의 사용

피부와의 친화성이 우수할 뿐 아니라 끈적이지 않아 마사지용 오일로 사용된다. 대표적인 캐리어 오일로 사용되고 있다. 비누, 샴푸, 헤어컨디셔너, 크림 등과 같은 화장품 원료로 쓰이고 있다.

주의 사항

피부에 알레르기 반응이 있을 수 있다.

(8) 마카다미아 너트 오일Macadamia nut oil

학명 : *Macadamia ternifolia, M. integrifolia*

과명 : 은박나무프로테아, Proteaceae

어원 : 'Ternifolia'는 잎이 세 개씩 무리지어 있음을 나타내는 반면, 'integrifolia'는 완전한 잘리지 않은 잎을 뜻한다. 호주 부시 넛Australian bush nut, 퀸즈랜드 넛Queenslandnut, 보플넛bauple nut, 포플 넛popple nut으로도 알려져 있다. 원주민들은 킨달-킨달kindal-kindal이라고 부른다.

식물과 환경

마카다미아 나무는 호주 원산으로, 뉴 사우스 웨일즈 북동부 및 퀸즈랜드 남동부의 아열대 숲에서 자생한다. 원래의 나무는 19세기 정착민들이 발견했고, 오늘날 견과따라서 오일도는 원종을 교배한 나무에서 얻는다. 나무의 평균 높이는 11m이지만 때로는 20m에 이르는 것도 있다. 나무는 크림 색 또는 연분홍의 꽃을 피우고 자가수분을 통해 25~45kg 의 견과를 맺는다. 인仁, kernel은 녹색 외피가 있는 아주 단단한 갈색 껍질속에 들어 있다.

추출법

오일은 냉압착30~35℃ 정도의 저온해서 얻는데, 정제되거나 안 된 것을 다 구할 수 있다. 두 경우 모두 용매는 쓰지 않기 때문에, 오일의 본래 특징을 유지하고 있다.

치료적 특징

오일은 잘 산패하지 않아 보존성이 우수한 유쾌한 마사지 오일로 쓰인다. 피부를 매끄럽게 하고 피부에 잘 흡수된다. 피부에 흡수돼 곧 사라지기 때문에 '배니싱vanishing' 오일이라고도 불린다. 마카다미아 오일에 많이 들어있는 팔미톨레산palmitoleic acid 단위는 알려져 있는 다른 어떤 식물에서도 찾아볼 수 없다. 팔미톨레산은 사람의, 특히 어린이의 피지에서 발견된다. 나이가 들어감에 따라 그 농도가 떨어지므로 마카다미아 오일은 나이든 사람의 피부에 유익하다고 할 수 있다.

화장품에의 사용

마카다미아 오일은 태양의 노화 작용으로부터 보호하는 제품에 쓰인다. 스킨 케어 제품에서는 상어 간유나 미네랄 오일을 대신할 수 있다.

주의 사항

4년 이상 행해진 시험 결과 어떠한 독성 효과, 자극, 알레르기 반응은 없었다.

(9) 올리브 오일Olive oil

학명 : *Olea europaea*

과명 : 물푸레나무Oleaceae

어원 : 인류와 올리브 나무의 관계는 수천 년을 거슬러 올라간다. 고대 이집트에서는 'bak'이라고 불렀고, 고대 로마인들은 'olea'라고 불렀는데, 기름oil을 뜻하는 'oleum'에서 온 말이다.

식물과 환경

유엔기의 상징이기도 한 회녹색 올리브 가지는 늘 평화를 상징해 왔다. 나무는 약 8미터까지 자라지만 수령은 수백 년이 되기도 한다. 지중해 원산으로 지금은 많은 곳에 성공적으로 소개돼 있다.

상록수인 올리브 나무의 재배는 기원전 5000년의 기록이 있을 정도로 오래됐고 그 오일은 늘 중요한 생산물이었다. 주 재배지는 이태리, 남프랑스, 스페인, 포르투갈, 그리스, 터키, 이스라엘, 모로코, 튀니지, 그리고 최근에는 캘리포니아, 멕시

코, 호주를 들 수 있다.

올리브 나무는 심은 지 15년 뒤부터 열매가 열려 수백 년 동안 계속된다. 열매는 녹색에서 익을수록 점차 검게 변한다.

추출법

아보카도 오일처럼, 올리브 오일도 씨가 아니라 과육에서 얻어진다. 따온 열매는 발효가 시작될 때까지 햇빛에 방치한 뒤 과육을 압착한다. 얻은 오일을 원심분리한 뒤 걸러내 투명한 오일을 얻는다. 이렇게 얻어진 오일을 버진virgin 오일이라고 하는데, 그 중에서도 압착의 아주 초기에 얻어지는 오일은 엑스트라extra 버진 오일로 알려져 있다.

열매는 약 18~20%의 오일을 내는데, 이것은 상대적으로 고가이다.

그 뒤 고형물에 물을 더한 뒤, 다시 한 번 압착하면 2등급 오일이 얻어진다. 거기서 남은 찌꺼기를 끓이거나 황화물을 넣고 용매추출하면 추가로 오일이 나온다. 이런 오일은 저가의 비누 등에 쓰인다.

(10) 맥아 오일Wheat germ oil

학명 : *Triticum vulgare*

과명 : 벼과Graminae

어원 : 'Wheat밀'은 희다는 의미의 중세 영어 'whete'에서 유래했다.

식물과 환경

서아시아 원산의 곡초로 오늘날에는 아열대 및 온대 지역에서 널리 재배된다. 밀알은 겨 12%, 맥아 3%비타민, 미네랄, 단백질 함유, 나머지는 주로 녹말이 주성분인 배젖으로 이루어져 있다.

오일

윗점 오일맥아유은 천연 항산화제인 비타민 E의 함량이 높아 다른 캐리어 오일에 첨가돼 보존제 역할을 할 수 있다.

윗점 오일은 가격이 꽤 비싼 편이지만 비타민 E가 가장 풍부한 오일이다. 정제되지 않은 윗점 오일은 냄새가 강해 일부 사람들은 거부감을 느낄 수 있다.

추출법

밀알을 빻아 흰 밀가루를 얻는 과정에서 맥아가 분리되는데, 맥아에는 단백질25% 및 그 밖에 각종 비타민과 미네랄이 들어 있다. 오일은 맥아에서 얻지만 순수한 냉압착 오일을 얻을 수는 없다. 맥아는 포도씨처럼 오일의 함량이 13% 내외이기 때문에 냉압착만으로는 나오는 양이 미미하기 때문이다. 따라서 윗점 오일은 매서레이션과 비슷한 방법으로 얻거나 때로 용매 추출이나 고온압착이 쓰이기도 한다.

맥아를 품질이 우수한 냉 압착 오일과 섞은 뒤 냉압착을 하면 일종의 매서레이티드 오일이 얻어지는데 이중 3분의 1이 윗점 오일이고 3분의 2가 베이스 오일올리브, 스위트 아몬드, 해바라기씨 등이다.

치료적 특징

- 지용성 비타민이 풍부해 건성 피부에 활력을 준다.
- 피부염 증상을 완화하는 데 도움이 된다.
- 피로한 근육에 좋아 스포츠 마사지 오일의 좋은 베이스가 된다.

기타 용도

천연 항산화제가 노화의 원인이 되는 자유 라디칼을 없애주기 때문에 피부노화를 막아준다. 피부를 부드럽게 하고 세포 재생 특성이 있기 때문에 피부를 보다 유연하게 한다.

주의 사항

밀가루에 알레르기가 있는 사람은 아로마 테라피나 마사지를 받기 전에 피부 반응 여부를 확인해야 한다. 일부 사람들의 경우 얼굴에 계속 사용할 때에 털의 성장을 촉진할 수도 있다. 아기의 피부에 대한 자극은 없다.

(11) 로즈 힙 오일Rose hip oil

학명 : 로사 종들*Rosa canina, R. acicularis, R. cinnamomea, R. rugosa, R. villosa, R. rubiginosa*

과명 : 장미과

어원 : 'Rosa canina'는 'dog rose들장미의 일종' 또는 'moquette rose'로 알려져 있다. 'Canina'는 '개 같다'는 뜻의 라틴어에서 유래했는데 아마도 날카로운 이

빨 같은 잎의 가장자리 모양에서 연상됐거나 혹은 이 식물의 뿌리가 미친 개에게 물린 광견병 환자를 치료할 수 있다는 오랜 믿음에서 기원한 듯 하다. 'Acicularis'는 '바늘 같다'는 뜻이고, 'villosa'는 '부드러운 털이 난'이란 뜻이다. 또한, 'rubiginosa'는 '녹이 슨'이란 의미이고, 'rugosa'는 '주름진'이란 뜻이며, 'cinnamonea'는 '육계색'란 뜻이다.

식물과 환경

이 관목은 안데스 지역주로 칠레와 페루에 자생하는데, 산악 지대 척박한 토양에서 약 2.5m까지 자란다. 지름 3~6cm의 꽃이 피고 결국 힙hip, 들장미의 열매이 생긴다. 로즈 힙의 색깔은 카로티노이드 때문이다. 사실 이것은 부푼 꽃턱이다.

오일

오일은 붉은 기운의 황금색인데 이는 카로티노이드 때문이다. 야생의 관목에서 얻어지므로 유기 오일이라 할 수 있다.

추출법

오일을 함유한 씨는 전체 과일 무게의 70%를 차지한다. 우선 80℃ 이하에서 힙을 건조시킨 뒤 쪼개어 씨를 얻는다. 칠레에서는 단순이 냉압착해 로즈힙 오일을 얻는다.

민간 및 전통적인 사용

로즈 힙에는 오렌지의 약 20배에 달하는 비타민 C가 들어 있다. 1930년대와 40년대에 아이들은 비타민 C 보충을 위해 로즈힙 시럽을 먹었다. 힙 자체는 강장 효과가 있고 씨는 한때 이뇨제로 쓰였다. 그러나 힙을 우려낸 액체는 이뇨 효과가 없었다는 연구 결과가 있다.

힙과 잎은 순한 하제이고 수렴 작용도 있다. 로즈 힙을 주성분으로 한 식물생약은 전통적으로 무기력증과 체중 증가를 촉진하는 데 쓰였다.

치료적 특징

- 피부 재생이 문제가 될 때
- 흉터, 상처, 화상, 습진

화장품에의 사용

로즈 힙 오일은 화장품 크림이나 로션에 쓰인다. 칠레에서는 조직 재생력이 있는 오일이 피부 조로를 막고 주름을 줄이고 흉터를 없애는데 널리 사용된다.

주의 사항

오일에 함유된 유용 성분인 트랜스-레티노산trans-retinoic acid은 부작용이 없지만, 지나치게 사용할 경우 자극을 유발할 수 있다.

(12) 캐리어 오일 보관 및 관리방법

① 캐리어 오일은 산화 부패하기 쉬우므로 차고 어두운 곳에 보관 한다.

② 직접 블렌딩 한 마사지 오일에센셜 오일 + 캐리어 오일은 가능한 6개월 이내에 사용하는 것이 좋다.

③ 1~2일 전에 미리 오일을 만들어 놓으면 캐리어 오일과 에센셜 오일이 적절하게 섞여 사용이 용이하다.

④ 반드시 불투명 갈색 차광병에 담아 뚜껑을 잘 닫은 후에 냉장 보관하는 것이 좋다.

2. 관리목적 블렌딩 – 관리 부위에 적절한 용량의 비율

① 증상에 맞는 에센셜 오일과 베이스 오일을 선택하여 블렌딩하여 사용한다.

② 블렌딩 시 사용되는 에센셜 오일은 증상에 따라 1~3% 미만이어야 한다.

③ 소화불량이나 류마티즘과 같은 신체적 통증에 사용하는 경우에는 불안, 초초 등의 감정적인 증상보다는 강한 농도로 사용 가능하다.

④ 대개 20방울의 에센셜 오일은 1mL1/4tsp와 동량으로 아래와 같은 예를 참고로 사용할 수 있다.

베이스식물성 오일	희석률	에센셜 오일
5mL	1%	1방울
5mL	2%	2방울
10mL	1%	2방울
10mL	2%	4방울
50mL	1%	10방울
50mL	2%	20방울

⑤ 임산부, 어린아이, 유아, 얼굴에 사용 시에는 1% 이내로 사용하며 바디에 사용 시에는 3% 이내로 사용한다.

⑥ 통증을 느끼는 신체의 특정한 부위를 에센셜 오일 원액을 이용해 직접 문질러 주는 것도 좋은 효과를 볼 수 있다.

바디 마사지 오일	희석률
성인	3%
노인	1~2%
어린이	1~1.5%
유아	0.1~0.5%
임산부	1~2%
회복기 환자	1~2%
장기간 사용 시 (성인)	1~2%

1. 피부관리

(1) 중성 피부

중성 피부는 피부 표면이 매끄럽고 탄력이 있으며 윤기가 나는 이상적인 피부이다. 또한 당기거나 번들거리지 않으며 혈색이 좋다. 유·수분 밸런스가 적절하게 맞는 이상적인 피부상태이다.

에센셜 오일 : 카모마일, 제라늄, 라벤더, 네롤리, 로즈 오토

베이스 오일 : 호호바, 살구씨

사용 방법 : 얼굴 마사지

블렌딩 예

① 에센셜 오일 : 카모마일1, 제라늄1, 라벤더1
베이스 오일 : 호호바 10mL

② 에센셜 오일 : 라벤더3, 네롤리2
베이스 오일 : 호호바 25mL

③ 에센셜 오일 : 카모마일2, 로즈 오토
베이스 오일 : 살구씨 10mL, 호호바 10mL

(2) 건성 피부

건성 피부는 윤기가 없고 모공이 작아 눈에 띄지 않는다. 피지와 땀 분비가 적어서 잔주름이 많이 생기며 세안 후 당김이 있다. 특히 눈 주위의 잔주름이 두드러지며 환절기에 각질이 쉽게 생겨 다른 피부 타입에 비해 노화가 빨리 진행될 수 있다. 영양 물질 보충과 유분과 수분을 동시에 공급해 주어 피부보호막을 형성해 주도록 한다.

에센셜 오일 : 로즈 오토, 샌달우드, 네롤리, 라벤더, 카모마일

베이스 오일 : 호호바, 카렌듈라, 윗점, 아몬드

사용방법 : 얼굴 마사지

블렌딩 예

① 에센셜 오일 : 로즈 오토1, 샌달우드3
베이스 오일 : 호호바 10mL, 카렌듈라 15mL

② 에센셜 오일 : 네롤리2, 라벤더2, 로즈 오토1
베이스 오일 : 호호바 10mL, 윗점 15mL

③ 에센셜 오일 : 카모마일1, 라벤더4
베이스 오일 : 호호바 10mL, 아몬드 15mL

(3) 지성 피부

지성 피부는 모공이 크고 피부결이 두껍고 피부 표면 아래 있는 미세한 피지선에 피지 과다생성이 문제이다. 과다한 피지가 모공 밖으로 배출되지 못하고 축적되어 안에서 염증과 여드름을 유발할 수 있다. 일반적으로 사춘기에 많이 나타나며 건성 피부보다는 노화가 느리게 진행되는 점도 있다. 과도한 피지 분비를 막고 모공 청결과 수분공급을 하도록 한다.

에센셜 오일 : 라벤더, 사이프러스, 베르가못, 제라늄, 프랑킨센스, 파초울리

베이스 오일 : 호호바

사용방법 : 얼굴 마사지, 얼굴 스팀

블렌딩 예

① 에센셜 오일 : 라벤더4, 사이프러스2, 베르가못2, 제라늄1
베이스 오일 : 호호바 25mL

② 에센셜 오일 : 프랑킨센스2, 시더우드3
베이스 오일 : 호호바 25mL

③ 에센셜 오일 : 파초울리1, 프랑킨센스1, 라벤더2
베이스 오일 : 호호바 25mL

(4) 여드름 피부

여드름 피부는 호르몬 분비의 불균형, 독소, 스트레스, 식생활 등이 주요인으로 작용한다. 에센셜 오일이 항박테리아 작용과 혈액순환을 원활하게 하여 노폐물을 제거한다.

에센셜 오일 : 라벤더, 베르가못, 제라늄, 티트리

베이스 오일 : 살구씨, 호호바

사용방법 : 얼굴 부위 가볍게 마사지

블렌딩 예

① 에센셜 오일 : 라벤더4, 베르가못5, 제라늄3
베이스 오일 : 호호바 30mL, 살구씨 20mL

② 에센셜 오일 : 라벤더4, 팔마로사2, 주니퍼2
베이스 오일 : 호호바 50mL

※ 블렉헤드/화이트헤드

① 에센셜 오일 : 사이프러스3, 레몬2
베이스 오일 : 호호바 30mL

② 에센셜 오일 : 사이프러스2, 주니퍼3
베이스 오일 : 호호바 30mL

(5) 노화 피부

피부는 나이가 들수록 탄력이 감소하고 잔주름과 주름이 나타나기 시작한다. 에센셜 오일은 피부 보습과 피부세포를 재생시킬 수 있도록 도와준다.

에센셜 오일 : 라벤더, 파초울리, 프랑킨센스, 팔마로사, 로즈 앱솔루트

베이스 오일 : 아보카도, 호호바, 살구씨, 윗점

사용방법 : 얼굴 마사지, 얼굴스팀

블렌딩 예

① 에센셜 오일 : 프랑킨센스3, 로즈 앱솔루트3
베이스 오일 : 아보카도 10mL, 호호바 10mL, 살구씨 10mL

② 에센셜 오일 : 파초울리5, 라벤더7, 프랑킨센스5, 팔마로사4
베이스 오일 : 아보카도 10mL, 호호바 30mL, 윗점 5mL

(6) 민감성 피부

피부조직이 비정상적으로 섬세하고 얇아서 외부자극에 민감한 반응을 나타내는 피부이다. 피부 조직이 얇고 모공이 거의 보이지 않으며 피부저항력이 약해 피부 트러블이 잘 생긴다. 피부 면역력과 방어력을 키워 주는 관리가 필요하다.

에센셜 오일 : 카모마일, 로즈 오토, 라벤더

베이스 오일 : 아몬드, 달맞이꽃, 살구씨

사용방법 : 얼굴 마사지, 얼굴스팀

블렌딩 예

① 에센셜 오일 : 카모마일1
  베이스 오일 : 아몬드 30mL
② 에센셜 오일 : 로즈 오토1
  베이스 오일 : 달맞이꽃 5방울, 호호바 5mL
③ 에센셜 오일 : 라벤더2
  베이스 오일 : 살구씨 30mL

(7) 아토피 피부

아토피의 증상은 가려움증, 피부건조 등 다양하지만 원인은 아직 확실하지 않다. 환경, 유전, 면역, 피부보호막의 문제 등이 원인으로 여겨지고 있다. 아토피는 피부가 건조하지 않게 보습제를 충분히 발라서 수분을 주고 피부에 자극을 일으키는 요인을 제거하도록 한다.

에센셜 오일 : 카모마일, 파촐리, 쟈스민, 페퍼민트, 제라늄, 주니퍼, 오렌지
베이스 오일 : 호호바
사용방법 : 전신마사지, 냉찜질

블렌딩 예

① 에센셜 오일 : 카모마일4, 파초울리2, 라벤더5, 레몬5, 제라늄8
  베이스 오일 : 아몬드 50mL
② 에센셜 오일 : 카모마일3, 라벤더2, 제라늄2, 주니퍼2, 오렌지3
  베이스 오일 : 호호바 60mL

(8) 모세혈관 확장피부

육안으로 보기에 혈관이 확장되거나 파열되어 실핏줄이 보이는 피부이다. 심한 온도차, 사우나, 자극적인 음식 섭취, 음주 등으로 저하되었을 때 나타난다.

에센셜 오일 : 카모마일, 네롤리, 젤늄, 사이프러스, 프랑킨센스, 로즈
베이스 오일 : 살구씨, 카렌둘라
사용방법 : 얼굴마사지

블렌딩 예

① 에센셜 오일 : 카모마일1, 네롤리1, 제라늄1

베이스 오일 : 살구씨 25mL

② 에센셜 오일 : 사이프러스1, 프랑킨센스1

베이스 오일 : 카렌듈라 25mL

2. 호흡기계통

(1) 모세기관지염

모세기관지가 세균, 바이러스 등에 의해 감염되어 가래, 기침, 숨이 차고 호흡이 빨라진다. 물을 많이 마시고 가습기를 사용한다.

에센셜 오일 : 유칼립투스, 라벤더

베이스 오일 : 호호바, 아몬드, 살구씨, 포도씨

블렌딩 예

① 에센셜 오일 : 유칼립투스1, 라벤더3

베이스 오일 : 살구씨 20mL

사용방법 : 가슴과 등 마사지

② 에센셜 오일 : [라벤더1 : 유칼립투스1 : 파인1]의 비율로 혼합

사용방법 : 아로마 램프 흡입법3~4 방울

③ 에센셜 오일 : 라벤더3 , 파인1

사용방법 : 전신목욕 시 에센셜 오일 1~2방울을 넣고 우유를 넣어 혼합되게 하여 목욕

(2) 축농증

감기 또는 알레르기성 비염, 대기오염, 면역저하 등으로 부비동에 염증이 발생

에센셜 오일 : 페퍼민트, 유칼립투스, 라벤더

베이스 오일 : 호호바, 아몬드, 살구씨, 포도씨

블렌딩 예

① 에센셜 오일 : [라벤더1 : 유칼립투스1 : 페퍼민트1]의 비율로 혼합

사용방법 : 아로마 램프 흡입법3~4방울

② 에센셜 오일 : [유칼립투스1 : 라벤더1]의 비율로 혼합

사용방법 : 전신목욕 시 에센셜 오일 1~2방울을 넣고 우유를 넣어 혼합되게 하여 목욕

3. 혈액순환계통

(1) 혈액순환장애

에센셜 오일 : 레몬, 라벤더, 마조람, 멜리사, 일랑일랑, 세이지, 타임, 로즈메리

베이스 오일 : 호호바, 아몬드

사용방법 : 전신 마사지

블렌딩 예

① 에센셜 오일 : 블랙페퍼4, 로즈메리3, 사이프러스3, 레몬5

베이스 오일 : 호호바 30mL

② 에센셜 오일 : 레몬5, 마조람4, 일랑일랑5

베이스 오일 : 호호바 30mL

(2) 셀룰라이트cellulite

지방세포를 둘러싸고 있는 결체 조직층에 수분과 독성 물질이 축척되는 현상이다. 지방세포가 물을 과잉으로 함유하여 서서히 스펀지sponge처럼 부풀어 올라 오렌지 피부와 같이 울퉁불퉁하게 된다.

에센셜 오일 : 사이프러스, 주니퍼베리, 레몬, 로즈메리, 페널, 제라늄,

베이스 오일 : 호호바, 아몬드

사용방법 : 부위 또는 전신 마사지

블렌딩 예

① 에센셜 오일 : 주니퍼베리15, 로즈메리10, 레몬10, 제라늄15
   베이스 오일 : 호호바 또는 아몬드 100mL

② 에센셜 오일 : 페널10, 사이프러스10, 그레이프푸루트20, 주니퍼베리20
   베이스 오일 : 호호바 또는 아몬드 100mL

(3) 림프부종

에센셜 오일 : 캐롯시드, 사이프러스, 페널, 주니퍼베리, 타임, 진저

베이스 오일 : 호호바

사용방법 : 부위 또는 전신 마사지

블렌딩 예

① 에센셜 오일 : 캐롯시드2, 사이프러스5, 페널8, 주니퍼베리5
   베이스 오일 : 호호바 50mL

② 에센셜 오일 : 오렌지5, 만다린3, 그레이프푸루트5, 제라늄5
   베이스 오일 : 호호바40mL

4. 면역계통

(1) 칸디다균candida albicans

칸디다균은 진균류로 과로나 스트레스 또는 다른 질병에서 회복될 때 증식할 수 있다. 면역 체계를 약화시키는 칸디다로 알려져 있다.

에센셜 오일 : 라벤더, 페널, 만다린, 티트리

베이스 오일 : 호호바

사용방법 : 부위 또는 전신 마사지

블렌딩 예

① 에센셜 오일 : 베르가못2, 유칼립투스2, 티트리2, 레몬1
   베이스 오일 : 호호바 20mL

(2) 감기

에센셜 오일 : 유칼립투스, 레몬, 티트리, 타임, 마조람, 로즈메리, 클로브, 시나몬

베이스 오일 : 호호바

사용방법 : 마사지, 흡입법, 바스

블렌딩 예

① 에센셜 오일 : 유칼립투스4, 마조람4, 진저2
베이스 오일 : 호호바 20mL

② 에센셜 오일 : 레몬4, 티트리3, 벤조인1
베이스 오일 : 호호바 20mL

5. 여성 생식기계통

(1) 생리전 증후군

월경전 증후군으로 조직 내 수분의 증가, 두통, 감정의 불안정성, 우울증 등의 증상이 월경이 시작되기 전에 반복적으로 나타나는 증상이다.

에센셜 오일 : 클라리세이지, 라벤더, 로즈, 페널, 주니퍼베리, 로즈메리

베이스 오일 : 호호바

블렌딩 예

① 에센셜 오일 : 클라리세이지5, 라벤더5, 로즈3
베이스 오일 : 호호바 30mL

② 에센셜 오일 : 페널3, 주니퍼베리3, 그레이프프루트5, 로즈메리3
베이스 오일 : 호호바 30mL
사용방법 : 복부와 요추, 천골 부위 마사지

③ 라벤더3, 카모마일2 욕조에 섞어서 목욕

(2) 생리문제 폐경기전

에센셜 오일 : 몰약, 로즈 앱솔루트, 클라리세이지, 페널, 일랑일랑, 제라늄

베이스 오일 : 호호바

블렌딩 예

① 에센셜 오일 : 몰약5, 로즈 앱솔루트3, 클라리세이지5, 페널5
   베이스 오일 : 호호바 50mL
   사용방법 : 하복부 주변 마사지

② [로즈1 : 클라리세이지1 : 일랑일랑1]의 비율로 혼합
   사용방법 : 아로마 램프 흡입법, 목욕법

(3) 생리통

에센셜 오일 : 블랙페퍼, 클라리세이지, 라벤더, 제라늄, 로즈, 몰약

베이스 오일 : 호호바

블렌딩 예

① 에센셜 오일 : 블랙페퍼5, 클라리세이지5, 라벤더3, 제라늄4
   베이스 오일 : 호호바 20mL

② 에센셜 오일 : 페널5, 클라리세이지3, 로즈2, 몰약4
   베이스 오일 : 호호바 30mL
   사용방법 : 하복부 주변 마사지, 온찜질

6. 소화기계통

(1) 소화불량

에센셜 오일 : 바실, 레몬그라스, 페퍼민트, 블랙페퍼, 카모마일, 시나몬, 진저

베이스 오일 : 호호바

사용방법 : 복부 마사지, 흡입법, 목욕법

블렌딩 예

① 에센셜 오일 : 베르가못5, 카모마일5, 클라리세이지5, 제라늄7, 바질3
베이스 오일 : 호호바 50mL
사용방법 : 복부 마사지

(2) 변비와 설사

에센셜 오일 : 페티트그레인, 마조람, 로즈메리, 주니퍼베리, 제라늄, 티트리, 라벤더

베이스 오일 : 호호바

사용방법 : 복부 마사지, 흡입법, 목욕법

블렌딩 예

① 에센셜 오일 : 페퍼민트5, 로즈메리5, 마조람10
베이스 오일 : 호호바 40mL

(3) 소화기관 둔할 시

에센셜 오일 : 카모마일, 라벤더, 마조람, 오렌지, 코리안더, 사이프러스, 넛멕

베이스 오일 : 호호바, 윗점

블렌딩 예

① 에센셜 오일 : 몰약5, 오렌지10, 진저5, 카모마일5
베이스 오일 : 호호바 50mL, 윗점 20mL
사용방법 : 복부 마사지, 흡입법, 목욕법

7. 관절과 근육계통

(1) 관절염

에센셜 오일 : 블랙페퍼, 클라리세이지, 라벤더, 마조람, 주니퍼베리, 팔마로사

베이스 오일 : 호호바

블렌딩 예

① 에센셜 오일 : 로만카모마일8, 라벤더8, 로즈메리8

베이스 오일 : 호호바 50mL

② 에센셜 오일 : 마조람6, 주니퍼베리6, 팔마로사6, 라벤더6, 블랙페퍼6

베이스 오일 : 50mL

사용방법 : 통증 부위 마사지, 온찜질

(2) 근육통

에센셜 오일 : 블랙페퍼, 로즈메리, 페널, 마조람,프랑킨센스

베이스 오일 : 호호바

블렌딩 예

① 에센셜 오일 : 블랙페퍼5, 로즈메리10, 페널5, 마조람5

베이스 오일 : 호호바 50mL

사용방법 : 통증 부위 마사지

8. 신경계통

(1) 우울증

에센셜 오일 : 로즈, 네롤리, 샌달우드, 제라늄, 일랑일랑

베이스 오일 : 호호바

블렌딩 예

① 에센셜 오일 : 로즈2, 네롤리4, 파초울리5, 제라늄2, 일랑일랑5, 샌달우드3

베이스 오일 : 호호바 25mL

② 에센셜 오일 : 가모마일2, 라벤더6, 프랑킨센스4, 제라늄3

베이스 오일 : 호호바 25mL

사용방법 : 마사지

(2) 스트레스

에센셜 오일 : 로즈, 네롤리, 샌달우드, 제라늄, 일랑일랑, 페널, 마조람, 바질

블렌딩 예

① 에센셜 오일 : 유칼립투스3, 제라늄5, 라벤더2

② 에센셜 오일 : 만다린, 일랑일랑, 페티그린3

사용방법 : 목욕법, 흡입법

(3) 두통과 편두통

에센셜 오일 : 멜리사, 로즈메리, 카모마일 로만, 레몬

블렌딩 예

① 에센셜 오일 : 라벤더5, 페퍼민트3

사용방법 : 관자놀이, 이마, 목덜미에 하루 2~3회 가볍게 마사지.
2~3 방울 사용

(4) 불면증

에센셜 오일 : 사이프러스, 그레이프푸루트, 라벤더

블렌딩 예

① 에센셜 오일 : 일랑일랑5, 클라리세이지10, 레몬,10

베이스 오일 : 호호바 또는 아몬드 50mL

② 에센셜 오일 : 라벤더15, 카모마일5, 오렌지10

베이스 오일 : 호호바 또는 아몬드 50mL

사용방법 : 마사지, 목욕10방울 사용

3. 아로마 블렌딩 – 유의사항을 파악한 후 사용

(1) 블렌딩 시 증상별 피해야 할 에센셜 오일

① 임산부에게 사용을 피해야 하는 에센셜 오일
클라리세이지, 페널, 재스민, 주니퍼, 미르, 페퍼민트, 로즈, 로즈메리, 타임, 멜리사, 시더우드, 바질, 히솝, 마죠람, 너트메그, 세이지, 미르, 타임 등

② 고혈압환자에게 사용을 피해야 하는 에센셜 오일
타임, 히솝, 로즈메리, 세이지 등

③ 간질 환자에게 사용을 피해야 하는 에센셜 오일
로즈메리, 페퍼민트, 히솝 등

④ 자극 또는 알레르기를 유발하는 에센셜 오일
티트리, 페퍼민트, 페널, 멜리사, 타임, 바질, 레몬, 시나몬, 블랙페퍼, 유칼립투스, 진저, 레몬그라스 등

⑤ 일광 알레르기를 유발할 수 있는 에센셜 오일
오렌지, 베르가못, 레몬, 그레이프프루트, 라임, 만다린 등

(2) 아로마테라피에서 사용이 금지된 오일

애니씨드, 아니카, 비터아몬드, 비터페널, 캠퍼, 카시아, 시나몬 바크, 드워프파인, 머그워트, 오리가넘, 페니로열, 루, 세이지, 사사프러스, 탄지, 튜자, 윈터그린, 웜씨드, 웜우드, 사빈, 사보리, 사우더우드, 엘리캠페인, 호스래디시, 히솝, 머스터드 등은 독성이 함유되어 있는 오일이므로 일반적인 아로마테라피에서는 사용이 부적합하다.

(3) 블렌딩 방법

① 에센셜 오일, 베이스 오일, 비이커, 유리 대, 스포이트, 차광병, 라벨 스티커 등 필요한 도구와 오일을 준비한다.

② 먼저 베이스 오일을 8/10 정도 비커에 담는다.

③ 에센셜 오일을 블렌딩 비율에 맞추어 베이스, 미들, 탑 순으로 넣고 남은 베이스 오일을 넣고 유리막대로 잘 섞는다.

④ 혼합 후 향을 대상자에게 맡아 보게 하고 향이 너무 강하거나 약할 경우 구성 비율을 조절하여 변화를 준다.

⑤ 블렌딩 오일은 차광병에 넣어 라벨 스티커에 블렌딩의 목적, 대상, 구성 에센셜 오일명, 베이스 오일의 종류와 비율, 날짜, 사용 방법, 주의 사항 등을 적어 냉암소에 보관한다.

[과제 및 수행]

1. 에센셜 오일과 캐리어 오일의 종류와 특징을 파악한다.

① 에센셜 오일

오일 명	추출부위	추출법	노트	주요특성	작용 및 효과	아로마테라피 스킨케어/신경계/순환계/기타	주의사항

② 캐리어 오일

오일 명	추출법	작용 및 효과

2. 관리목적과 관리부위에 적절한 용량의 비율로 블렌딩한다.

블렌딩 날짜	관리목적	관리부위	블렌딩	효과	비고

3. 아로마 블렌딩의 유의사항을 파악한 후 사용한다.

블렌딩 시 유의사항	

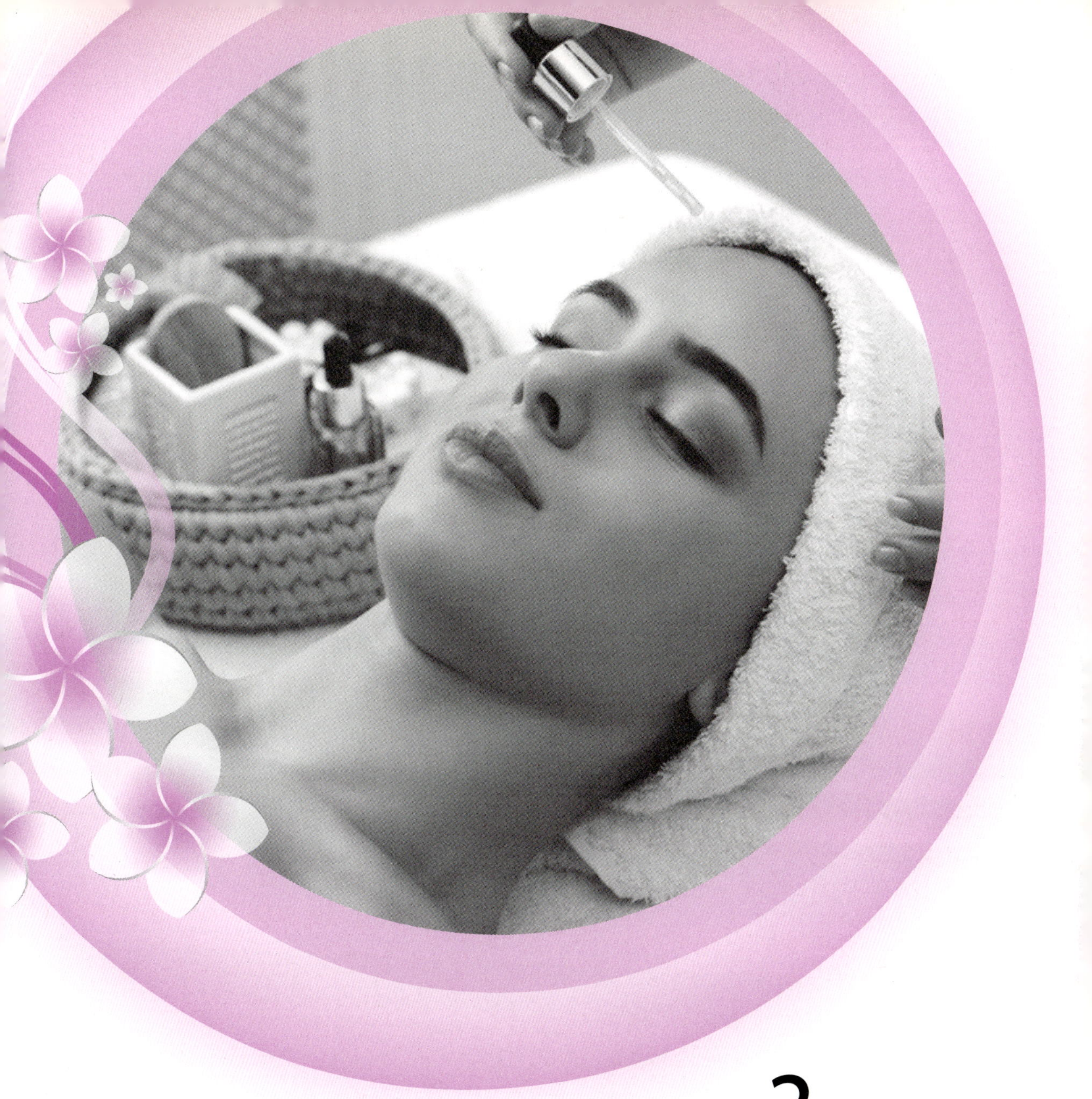

Chapter 3

아로마 테크닉하기

1. 관리부위를 클렌징하고 토너로 – **피부를 정돈**
2. 관리목적에 맞게 블렌딩 한 아로마 오일을 – **피부에 도포**
3. 5가지 동작을 안배하여 부드럽게 – **매뉴얼 테크닉**
4. 아로마테라피 후 흡수효과를 높이기 위하여 – **고객관리를 시행**

Chapter 3

아로마 테크닉하기

1201010233_16v3.3

1. 관리부위를 클렌징하고 토너로 - 피부를 정돈

① 관리부위 상태에 따라 클렌징 방법과 제품을 선택하기

② 관리부위에 맞는 제품과 테크닉으로 클렌징하기

③ 온습포 또는 경우에 따라 냉습포로 닦아내고 토닉으로 정리하기

2. 관리목적에 맞게 블렌딩 한 아로마 오일을 피부에 도포

Bath목욕 : B

Compression습포 : C

Douche관주법 : D

Floral Water플로럴 워터 : F

Hair모발 : H

Inhalation확산법 : I

Massage마사지 : M

Neat Application원액 도포 : N

Skin스킨 & 로션 : S

Vaporiser증기 흡입 : V

1. 피부The Skin

① 피부 트러블은 혈액 안에 독소의 형성과 호르몬의 불균형, 스트레스, 감정적인 문제 때문에 나타나는 표면적인 증상이다.

② 에센셜 오일은 오일과 알코올에 잘 용해되기 때문에 특정한 부분의 불편한 증상을 관리하는 데 사용하는 화장품과 스킨케어 용품에 에센셜 오일은 이상적인 재료가 된다.

③ 피부에 나타나는 문제들 중에서 에센셜 오일은 살균, 염증완화, 항균, 상처치유, 방취제로 이용할 수 있다.

(1) 목적

① **살균**Antiseptics : 베인 상처, 벌레 물린 데

thyme, sage, eucalyptus, tea tree, clove, lavender, lemon

② **염증 완화 오일**Anti-Inflammatory Oils : 습진, 간염성 상처, 타박상

german, roman chamomile, lavender, yarrow

③ **항균성 오일**Fungicidal Oils : 무좀

lavender, tea tree, patchouli, sweet marjoram, eucalyptus

④ **상처 치유**Healing Agents : 화상 ,베인 상처, 흉터, 긁힌 자국 등

lavender, chamomile, rose, neroli, frankincense, geranium

⑤ **방취제**Dodorants : 지나친 땀

bergamot, thyme, juniper, cypress, spanish sage, lemon grass

⑥ **구충제와 구치제**Insect Repellents and Parasiticides : 기생충, 벼룩, 옴, 이, 모기, 개미, 나방

spike lavender, garlic, geranium, citronella, eucalytus, atlas cerdarwood

(2) 증상별 적용 가능한 에센셜 오일 및 사용 방법

① **여드름**Acne : M, S, F, B, I, N

bergamot, cedarwood, chamomileblue, roman, geranium, grapefruit, juniper, lavandin, lavender, lemon, lemongrass, lime, mandarin, mintpeppermint, spearmint, niaouli, palmarosa, patchouli, petitgrain, rosemary, rosewood, sage, sandalwood, tea tree, thyme, vetiver, yarrow, ylang ylang

② 알레르기Allergies : M, S, F, B, I

lemon balm, chamomile, geranium, lavender

③ 무좀Athlete's foot : S

eucalyptus, lavender, lemon, lemongrass, myrrh, patchouli, tea tree,

④ 대머리, 두발관리Baldness & Hair care : S, H

bay, cedarwood, chamomile, grapefruit, juniper, patchouli, rosemary, sage, yarrow, ylang ylang

⑤ 종기, 농양, 포진Boils, abscesses & blisters : S,C,B

bergamot, chamomile, eucalyptus, lavandin, lavender, lemon, niaouli, clary sage, tea tree, thyme

⑥ 좌상, 타박상Bruises : S,C

arnica, fennel, geranium, hyssop, marjoram, lavender, thyme

⑦ 화상Burns : C,N

balsam, chamomile, eucalyptus, geranium, lavandin, lavender, marigold, niaouli, tea tree, yarrow

⑧ 살이 튼, 피부가 갈라졌을 때Chapped & cracked skin : S,F,B

balsam, benzoin, myrrh, patchouli, sandalwood

⑨ 동상Chilblains : S,N

chamomile, lemon, lime, marjoram, black pepper

⑩ 헤르페스Cold sores/herpes : S

bergamot, eucalyptus, lemon, tea tree

⑪ 충혈된, 울혈된, 탁한Congested & dull skin : M,S,F,B,I

angelica, fennel, geranium, grapefruit, lavandin, lavender, lemon, lime, orange, mandarin, mint, niaouli, palmarosa, rose, rosemary, rosewood, ylang ylang

⑫ 상처Cuts/sores : S, C

benzoin, borneol, chamomile, eucalyptus, galbanum, geranium, hyssop, yarrow lavandin, lavender, lemon, niaouli, pine, sage, tea tree, thyme, vetiver,

⑬ 비듬Dandruff : M, S, C, F, B

bay, cedarwood, eucalyptus, lavender, lemon, patchouli, rosemary, sage, tea tree

⑭ 피부염증Dermatitis : M, S, C, F, B

birch, carrotseed, cedarwood, chamomile, geranium, hyssop, juniper, thyme lavender, mint, palmarosa, patchouli, rosemary, sage,

⑮ 건성, 예민Dry & sensitive skin

chamomile, frankincense, jasmine, lavandin, lavender, rosewood, sandalwood,

⑯ 습진Eczema : M, S, F, B

lemon balm, bergamot, carrot seed, cedarwood, chamomile, geranium, hyssop, juniper, lavandin, lavender, marigold, myrrh, patchouli, rose, rosemary, sage, thyme, yarrow

⑰ 지성Greasy or oily skin/scalp : M, S, H, F, B

bay, bergamot, cajeput, carrot seed, citronella, cypress, fennel, geranium, jasmine, juniper, lavender, lemon, lemongrass, mandarin, marigold, niaouli, palmarosa, patchouli, petitgrain, rosemary, rosewood, sandalwood, clary sage, tea tree, thyme, vetiver, ylang ylang

⑱ 자극받은, 염증있는 피부Irritated & inflamed skin : S, C, F, B

angelica, benzoin, cedarwood, chamomile, hyssop, jasmine, lavandin, tea tree, yarrow, lavender, marigold, myrrh, patchouli, rose, clary sage

⑲ 건선Psoriasis : M, S, F, B

angelica, bergamot, carrot seed, chamomile german & roman, true lavender

⑳ 백선Ringworm : S,H

geranium, spike lavender, mintpeppermint & spearmint, scotch pine, rosemary, thyme

㉑ 흉터, 튼살Scars, Stretch marks : M,S

frankincense, true lavender, mandarin, orange blossom, palmarosa, patchouli, rosewood, sandalwood, spikenard, violet, yarrow

㉒ 늘어진 조직Slack tissue : M,S,B

geranium, grapefruit, juniper, lemongrass, lime, mandarin, sweet marjoram, orange blossom, black pepper, petitgrain, rosemary, yarrow

㉓ 정맥류Varicose vein : S,C

cypress, lemon, lime, orange blossom, yarrow

㉔ 흉터Warts & corns : S,N

cinnamon leaf, lemon, lime, tea tree

㉕ 주름, 노화Wrinkles & mature skin : M,S,F,B

carrot seed, sweet fennel, frankincense, geranium, jasmine, true lavender, mandarin, mimosa, myrrh, orange blossom, palmarosa, patchouli, rose, ylang ylang clary sage, sandalwood, spikenard,

2. 관절과 근육 순환The Circulation, Muscles and Joints

① 피부를 발적시키는 효능의 오일과 따뜻하게 하는 효과를 지닌 오일은 혈액 순환을 좋게 하며 몸 안의 장기에도 영향을 미친다.

② 에센셜 오일들은 피부를 따뜻하게 하여 신진대사를 촉진시키고, 진통성과 마취성의 효과로 인해 고통을 완화시켜준다.

③ 이러한 오일들은 몸 안에서 혈관을 넓히는 성질을 가지고 있어, 염증을 완화시키고, 혈액을 빠르게 순환시키며 종기를 완화시킨다. 에센셜 오일은 혈압안정제, 순환장애 예방, 발적제, 정화제, 순환 촉진, 순환 강장제의 목적으로 사용된다.

(1) 목적

① 저혈압증Hypotensives, 고혈압High blood pressure, 스트레스stress

marjoram, lavender, lemon, ylang ylang

② 혈액순환 장애poor circulation : 동상, 나른함

rosemary, spike lavender, eucalyptus, peppermint, thyme

③ 발적제Rubefacients : 관절 류마티스rheumatism of the joints, 근육 딱딱함muscular stiffiness, 신경통, 요통lumbago

black pepper, juniper, rosemary, sweet majoram

④ 정화제 또는 항독소 Depuractive or Antitoxic Agents : 관절염arthritis, 응혈gout, 충혈 congestion, 피부 발진skin eruption

grapefruit, lime, fennel

⑤ 림프순환lymphatic stimulants : 셀룰라이트, 비만, 부종 등

grapefruit, lime, fennel, lemon, mandarin

⑥ 순환강장제와 아스트리젠트circulatory tonics and astregents : 붓기swellings, 염증, 정맥류

cypress, yarrow, lemon

(2) 증상별 적용 가능한 에센셜 오일 및 사용방법

① 독소 배출Accumulation of toxins : M,S,B

angelica, crrot seed, celery seed, coriander, sweet fennel, grapefruit, juniper

② 근육통Aches and pains : M, C, B

aniseed, french basil, west indian bay, cajeput, chomilegerman roman, vetiver coriander, eucalyptus, ginger, helichrysum, lavandin, lavenderspike, true, lemongrass, sweet marjoram, mintpeppermint & spearmint, niaouli, black pepper, pine, rosemary, sageclary & spanish, thyme,

③ 관절염Arthritis : M,S,C,B

angelica, benzoin, cajeput, carrot seed, cedarwood, chamomileroman & german, coriander, eucalyptus, ginger, juniper, lemon, sweet marjoram, myrrh, yarrow black pepper, pine, rosemary, spanish sage, thyme, vetiver

④ 셀룰라이트Cellulitis : M,S,B

cypress, sweet fennel, geranium, grapefruit, juniper, lemon, rosemary, thyme

⑤ 쇠약, 무기력Debility/poor muscle tone : M,S,B

allspice, ginger, grapefruit, sweet marjoram, black pepper, pine, rosemary, spanish sage

⑥ 통풍gout : M,S,B

angelica, french basil, benzoin, carrot seed, celery seed, coriander, juniper, pine, rosemary, thyme

⑦ 고혈압high blood pressure & hypertension : M,B,V

lemon, garlic, true lavender, lemon, sweet marjoram, clary sage, yarrow, ylang ylang

⑧ 근육경련Muscular cramp & stiffness : M, C, B

allspice, coriander, cypress, grapefruit, jasmine, lavandin, lavenderspike, true, sweet marjoram, black pepper, pine, rosemary, thyme, vetiver

⑨ 비만Obesity : M, B

sweet fennel, juniper, lemon, mandarin, orange bitter & sweet

⑩ 부종Oedema : M, B

angelica, carrot seed, cypress, sweet fennel, geranium, grapefruit, spanish sage juniper, mandarin, orange bitter & sweet, rosemary

⑪ 혈액순환 저하, 저혈압Poor circulation & lower blood pressure : M, B

peru balsam, west indian bay, benzoin, white birch, cinnamon, thyme, violet coriander, cypress, eucalyptus, galbanum, geranium, ginger, lemon, sage, lemongrass, niaouli, orange blossom, black pepper, pine, rose, rosemary

⑫ 류마티스Rheumatism : M, C, B

angelica, aniseed, peru balsam, basil, bay, benzoin, cajeput, carrot seed, cedarwood, chamomile german & roman, cinnamon, coriander, cypress, sage, thyme, eucalyptus, sweet fennel, ginger, juniper, lavandin, lavender, lemon, vetiver, sweet marjoram, mastic, niaouli, black pepper, pine, rosemary, sage, yarrow

⑬ 염좌Sprains & strains : C

chamomilegerman & roman, eucalyptus, ginger, helichrysum, jasmine, vetiver lavandin, lavender, sweet marjoram, black pepper, pine, rosemary, thyme,

3. 호흡기관The Respiratory System

① 에센셜 오일은 코, 기관지, 폐 등의 호흡기관을 건강하게 한다.

② 흡입법을 통한 에센셜 오일은 기관지에 도착한 후에 폐의 폐포를 감싸고 있는 모세혈관을 통해 혈류 안으로 흡수되어 인체에 영향을 준다.

③ 호흡기관에 사용되는 에센셜 오일은 거담제, 발작성 기침의 진정제, 방부의 목적으로 사용된다.

(1) 목적

① 거담제Expectorants : 점막의 염증, 감기coughs, 기관지염에 이용

eucalytus, pine, thyme, myrrh, sandalwood, fennel

② 진정제Antispasmodic : 산통colic, 마른기침dry cough, 천식asthma, 백일해whooping cough

hyssop, cypress, Atlas cedarwood, bergamot, chamomile, cajeput

③ 발사믹 혼합물Balsamic agents : 감기cold, 오한chill, 충혈congestion

benzoin, frankincense, Tolu balsam, Peru balsam, myrrh

④ 방부제Antiseptics : 열flu, 감기cold, 목 아픔sore throat, 편도선염 tonsillitis

thyme, sage, eucalytus, hyssop, pine, cajeput. tea tree

(2) 증상별 적용 가능한 에센셜 오일 및 사용방법

① 천식Asthma : M, V, I

lemon balm, canadian balsam, peru balsam, benzoin, cajeput, cypress, eucalyptus, frankincense, hyssop, lavandin, lavender, lemon, lime, sweet majoram, mint, niaouli, pine, rose, rosemary, sage, tea tree, thyme

② 만성 기침Chronic coughs : M, V, I

Lemon balm, cypress, frankincense, hyssop, jasmine, mint, myrrh, sandalwood

③ 기침Coughs : M, V, I

angelica, aniseed, basil, benzoin, cajeput, cedarwood, eucalyptus, ginger, sage, hyssop, sweet marjoram, myrrh, black pepper, pine, rose, rosemary, tea tree

④ 취Halitosis : S

Bergamot, cardamon, sweet fennel, lavandin, lavender, mint, myrrh

⑤ 후두염Laryngitis : I

tolu balsam, benzoin, lemon eucalyptus, frankincense, jasmine, lavandin, lavender, myrrh, sage, sandalwood, thyme

⑥ 목아픔, 인후염Sore throat & throat infections : V, I

canadian balsam, bergamot, cajeput, eucalyptus, geranium, ginger, hyssop, lavandin, lavender, myrrh, niaouli, pine, sandalwood, tea tree, thyme

⑦ 편도선Tonsillitis : I

bergamot, geranium, hyssop, sage, thyme

4. 소화기관The Digestive System

① 에센셜 오일을 입으로 음용하는 대신 외부에서 사용함으로 소화기를 건강하게 한다.

② 소화기에 사용되는 에센셜 오일은 식욕촉진 및 억제, 진정제, 구충제, 간장기능 강화에 이용된다.

(1) 목적

① 진정제Antispasmodics : 발작spasm, 진통pain, 소화불량indigestion

chamomile, peppermint, mandarin

② 구충제Carminatives 와 소화제Stomachics : 소화 불량, 메스꺼움

angelica, basil , fennel, chamomile, peppermint

③ 간장제Hepatics : 간의 이상, 황달

Aniseed, Angelica, Orange, Ginger, Garlic

④ 식욕촉진Aperttis : 식욕부족, 거식증

aniseed, angelica, orange, ginger, garlic

(2) 증상별 적용 가능한 에센셜 오일 및 사용 방법

① 산통Colic : M

aniseed, lemon balm, cardamon, carrot seed, chamomilegerman & roman,coriander, sweet fennel, ginger, hyssop, lavandin, lavender, sweet marjoram, mint, orange, black pepper, rosemary, clary sage

② 변비Constipation & sluggish digestion : M, B

cinnamon, sweet fennel, sweet marjoram, orange, palmarosa, black pepper, tarragon, yarrow

③ 복통Griping pains : M

cardamon, sweet fennel

④ 소화불량Indigestion : M

angeliica, aniseed, lemon balm, basil, cardamon, carrot seed, thyme, yarrow chamomilegerman & roman, cinnamon, sweet fennel, ginger, hyssop, clary sage, lavandin, lavender, lemongrass, mandarin, sweet marjoram, mint, myrrh, orange, black pepper, petitgrain, rosemary,

⑤ 식욕저하Loss of appitite : M

bay, bergamot, cardamon, ginger, myrrh, black pepper

⑥ 구역질, 구토Nausea, Vomiting : M, V

lemon balm, basil, cardamon, chamomilegerman & roman, coriander, sandalwood sweet fennel, ginger, lavandin, lavender, mint, black pepper, rose, rosewood,

5. 생식기Genito-urinary 및 내분비 조직Endocrine System

① 피부를 통하여 흡수된 에센셜 오일은 혈류로 타고 운반되어 생식기, 호르몬의 변화에 영향을 준다.

② 장미Rose나 재스민Jasmine 같은 에센셜 오일은 생식기 관리에 많이 사용되고 선호되는 오일이다. 이런 오일들은 월경, 생식기 주변의 전염병, 성적인 어려움 등의 질병 치료에 진정제, 월경촉진제, 자궁강장제, 최유제, 최음제, 염증완화 목적으로 사용된다.

③ 일부 오일들은 인체의 호르몬과 비슷한 식물 호르몬을 포함하고 있는데 hops, sage, fennel 등의 오일에서 여성의 생리주기, 젖의 분비나 제 2의 성적인 특징 등에 영향을 미치는 여성 호르몬인 에스트로겐estrogen이 발견되었다.

④ 또한 에센셜 오일들은 갑상선thyroid gland, 안드로겐androgen:남성 호르몬을 포함한 다른 내분비 호르몬에 영향을 미치는 것으로 알려져 있다.

(1) 목적

① 진정제Antispasmodics : 생리통menstrual cramp, 분만 시 고통labour pain

sweet marjoram, chamomile, clary sage jasmine, lavender

② 월경 촉진제Emmenagogues : 빈약한 월경, 무 월경

chamomile, fennel, hyssop, juniper, sweet marjoram, peppermint

③ 자궁강장제Uterine Tonics And Regulators : 임신, 과잉월경, 생리증후군

clary sage, jasmine, rose, myrrh, frankincense, lemon balm

④ 방부제, 살균제Antisepic, Bacterricidal Agents : 냉대하, 협막 소양증vaginal pruritis, 질염thrush

bergamot, chamomile, myrrh, rose, tea tree

⑤ 최유제Glactagogues : 유즙 분비 촉진

fennel, jasmine, lemon glass

※ sage, mint 는 감소시키는 효능이 있다.

⑥ 최음제Aphrodisiags : 생리 불능impotence, 불감증 frigidity

black papper, cardamon, clary sage, neroli, jasmine, rose, sandal wood, patchouli, ylang ylang

⑦ 성욕억제제Anaphrodisacs : 성욕 감소reducing sexual desire

sweet marjoram, camphor

⑧ 흥분제Adrenal Stimulants : 불안anxiety, 스트레스stress

basil, geranium, rosemary, sage, pine

⑨ 비뇨기의 방부제Urinary Antiseptics : 방광염, 요도염

bergamot, chamomile, tea tree, sandalwood

(2) 증상별 적용 가능한 에센셜 오일 및 사용방법

① 무월경, 월경불순Amenorrhoea, Lack of menstruation : M, B

basil, bay, carrot seed, cinnamon, sweet fennel, hyssop, juniper, sweet marjoram, myrrh, rose, sage, yarrow

② 생리통Painful or Difficult menstruation : M, C, B

lemon balm, basil, carrot seed, chamomile, cypress, frankincense, jasmine, lavandin, lavender, sweet marjoram, rose, rosemary, sage, tarragon, yarrow

③ 방광염Cystitis : C, B, D

bergamot, cedarwood, chamomile, eucalyptus, frankincense, juniper, lavandin, lavender, niaouli, parsley, pine, sandalwood, tea tree, thyme, yarrow

④ 성불감증Frigidity : M, S, B, V

cinnamon, jasmine, orange, patchouli, black pepper, rose, rosewood, clary sage, sandalwood, ylang ylang

⑤ 유즙 분비 부족Lack of nursing milk : M

sweet fennel, hops

⑥ 산통, 분만촉진Labour pain & childbirth aid : M, C, B

cinnamon leaf, jasmine, lavender, rose, clary sage

⑦ 폐경기Menopausal Problems : M, B, V

cypress, sweet fennel, geranium, jasmine, rose

⑧ 과잉월경Excessive problems : M, B, V

chamomile, cypress, rose

⑨ 월경증후군Premenstrual tension : M, B, V

chamomile, geranium, lavender, sweet marjoram, orange, tarragon

⑩ 소양증Pruritis / itching : D

bergamot, cedarwood, juniper, lavender, myrrh, tea tree

⑪ 요도염Urethritis : B, D

bergamot, tea tree

6. 면역계통 기관The Immune System

① 대부분의 에센셜 오일은 백혈구 생성을 촉진시켜 질병에 대한 저항력을 상승시켜 준다.

② 면역계에 사용되는 에센셜 오일은 항테리아, 발한제, 해열제의 목적으로 사용된다.

(1) 목적

① 박테리아성·항박테리아성Bactericidal, Antiviral Agent : 감기와 독감 면역 protection aginst cold , flu

tea tree, cajeput, niaouli, basil, lavender, eucalyptus, bergamot, rosemary

② 해열성 혼합물Febrifuge Agents : 열을 내리게 하는 오일reducing fever

angelica, basil, peppermint, thyme, sage, lemon, eucalyptus, tea tree

③ 발한제Sudorifics And Diaphoretics : 땀 분비를 촉진promoting sweating. 독소 제거 eliminating toxins

rosemary, thyme, hyssop, chamomile

(2) 증상별 적용 가능한 에센셜 오일 및 사용 방법

① 수두Chicken pox : C, S, B

bergamot, chamomile, eucalyptus, lavender, tea tree

② 감기Colds / flu : M, B, V, I

angelica, aniseed, bay, bergamot, cajeput, cinnamon, citronella, coriander, eucalyptus, frankincense, ginger, grapefruit, juniper, lemon, lime, sweet marjoram, mint, niaouli, orange, pine, rosewood, sage, tea tree, thyme, yarrow

③ 열Fever : C, B

basil, bergamot, eucalyptus, ginger, helichrysum, juniper, lemon, lemongrass, lime, mint, myrtle, niaouli, rosemary, rosewood, sage, tea tree, thyme, yarrow

7. 신경계통 기관The Nervous System

① 불안한 감정상태를 편하게 하거나 기분을 전환시켜 주는 작용은 향과 밀접한 관련이 있다.

② bergamot, lemon balm은 진정제의 효능이 있으며 jasmine, ylang ylang,

neroli은 감정 상태를 부드럽고 안락하게 만드는 일종의 신경 이완제, 흥분제로 이용된다.

(1) 목적

① 진정제Sedative : 신경 불안, 스트레스, 불면증insomnia

chamomile, bergamot, sandalwood, lavender, sweet majoram, lemon balm, hops, lemon

② 자극제Stimulants : 원기회복, 신경 약화

basil, jasmine, peppermint, ylang ylang, neroli, angelica, rosemary

③ 신경 강장제Nerve Tonics : 신경 조직을 강화

chamomile, clary sage, juniper, lavender, marjoram, rosemary

(2) 증상별 적용 가능한 에센셜 오일 및 사용방법

① 불안Anxiety : M, B, V

lemon balm, basil, bergamot, frankincense, hyssop, jasmine, juniper, true lavender, orange, ylang ylang

② 우울Depression : M, B, V

lemon balm, canadian balsam, basil, bergamot, grapefruit, jasmine, true lavender, orange, rose, clary sage, sandalwood, vetiver, ylang ylang

③ 두통Headache : M, C, V

chamomile, citronella, eucalyptus, grapefruit, hops, lavanin, lavender, lemongrass, sweet marjoram, mint rose, rosemary, rosewood, sage, thyme,

④ 불면증Insomnia : M, B, V

lemon balm, french basil, chamomile, hops, true lavender, mandarin, sweet marjoram, orange, petitgrain, rose, sandalwood, thyme, valerian, vetiver, yarrow, ylang ylang

⑤ 편두통migraine : C

angelica, lemon balm, basil, chamomile, citronella, coriander, true lavender, sweet marjoram, mint, clary sage, yarrow

⑥ 피로, 쇠약, 무기력Nervous exhaustion, fatigue, debility : M, B, V

angelica, basil, cardamon, cinnamon, citronella, coriander, eucalyptus, ginger, grapefruit, hyssop, jasmine, lavandin, lavender, lemongrass, mint, palmarosa, patchouli, petitgrain, pine, rosemary, sage, thyme, vetiver, ylang ylang

⑦ 신경통Neuralgia : M, B

bay, celery, chamomile, citronella, coriander, eucalyptus, geranium, helichrysum, hops, lavender, sweet marjoram, mint, pine, rosemary

⑧ 스트레스stress : M, B, V

allspice, angelica, lemon balm, french basil, benzoin, bergamot, borneol, cardamon, cedarwood, chamomile, cinnamon, cypress, frankincense, geranium, helichrysum, hops, hyssop, jasmine, juniper, true lavender, lemon, lemongrass, mandarin, sweet marjoram, mint, orange, palmarosa, patchouli, petitgrain, scotch pine, rose, sandalwood, thyme, vetiver, yarrow, ylang ylang

⑨ 어지러움Vertigo : V, I

lemon balm, lavandin, lavender, mint

3. 5가지 동작을 안배하여 부드럽게 매뉴얼 테크닉

① 아로마테라피 상담 카드 작성 후 고객관리를 진행하며 아로마테라피 상담 후 기록을 남긴다.

② 실습위생용품 점검, 개인위생점검, 정리대 위생점검, 미용기기 및 베드 점검 후 아로마테라피 실습위생평가표를 작성한다.

③ 고객피부유형별 상태에 따라 클렌징 방법과 제품을 선택하여 클렌징을 한다.

④ 피부유형별 딥클렌징 제품을 선택하여 딥클렌징을 한다.

⑤ 관리목적에 맞는 아로마를 브렌딩 한 후 5가지 동작을 안배하여 부드럽게 매뉴얼 테크닉을 한다.

⑥ 피부유형에 따라 팩과 마스크를 선택하여 한다.

⑦ 고객관리 마무리를 한다.

4. 아로마테라피 후 흡수효과를 높이기 위하여 고객관리를 시행

아로마테라피 상담 카드

고객카드, 고객 상태 분석표, 관리목적 및 계획, 홈케어 조언

번호		방문 날짜	
고객번호/고객명		담당 작성자	
주소			
전화번호		이메일 주소	
생년 월일		직업	
고객정보			
수술 유무			
피부상태 및 알레르기			
감기			
당뇨/심장질환/간질질환			
저혈압, 고혈압			
소화기 이상			
순환기, 정맥류			
긴장, 두통, 어깨 및 목 통증			
생리통, 임신, 생리			
기타 질병내역			
현재 받고있는 치료			
현재 복용중인 약			
생활환경			
식습관			
운동			
흡연 및 음주			
수면			
홈케어 조언			
다음 관리 계획 날짜		고객확인 싸인	

아로마테라피 상담 후 기록

날짜	구분	세부내용	고객만족도
	블렌딩		상·중·하
	사용법		
	치료효과		
	블렌딩		상·중·하
	사용법		
	치료효과		
	블렌딩		상·중·하
	사용법		
	치료효과		
	블렌딩		상·중·하
	사용법		
	치료효과		
	블렌딩		상·중·하
	사용법		
	치료효과		
	블렌딩		상·중·하
	사용법		
	치료효과		

날짜	구분	세부내용	고객만족도
	블렌딩		상·중·하
	사용법		
	치료효과		
	블렌딩		상·중·하
	사용법		
	치료효과		
	블렌딩		상·중·하
	사용법		
	치료효과		
	블렌딩		상·중·하
	사용법		
	치료효과		
	블렌딩		상·중·하
	사용법		
	치료효과		
	블렌딩		상·중·하
	사용법		
	치료효과		

아로마테라피 실습 위생평가표

날짜	실습용품 위생점검	개인위생점검	정리대위생점검	미용기기 및 베드	비고

1. 아로마 안면관리하기

① 관리부위를 클렌징하고 토너로 피부를 정돈

② 관리목적에 맞게 블렌딩 한 아로마 오일을 피부에 도포

③ 5가지 동작을 안배하여 부드럽게 매뉴얼 테크닉

④ 아로마테라피 후 흡수효과를 높이기 위하여 고객관리를 시행

아로마 매뉴얼 테크닉 동작

① 고객이 누운 상태에서 이마 중심위 끝부분 신정부위에서 머리중심 부분인 백회까지 부드럽게 원을 그리며 가볍게 누르는 동작을 한다.

- 머리 뒷부분인 후두골에서 백회까지 부드럽게 원을 그리며 가볍게 누르는 동작을 한다.
- 머리 측두부에서 백회까지 부드럽게 원을 그리며 가볍게 누르는 동작을 한다.

② 양손 바닥에 블렌딩한 오일을 덜어서 가슴 위부분 – 목 – 턱 – 코 – 이마 순으로 쓰다듬기 동작을 한다.

③ 이마부위를 눈썹 위 부분에서 머리중심 방향으로 세로로 쓸어주기 동작을 한다. 오른쪽에서 왼쪽 방향으로

④ 이마를 눈썹위 부분에서 3등분을 해서, 눈썹 앞머리에서 눈썹 라인을 따라 부드럽게 3회 나누어 지그시 눌러준다.

- 이마 중심부위로 손을 이동하여 엄지나 검지를 이용하여 같은 방법으로 부드럽게 3회 나누어 지그시 눌러 준다. 이마 중심부위에서 바깥 방향으로 이동
- 이마 중심 끝부분인 헤어라인이 난 자리에서 바깥 방향으로 이동하며 엄지나 검지를 이용하여 같은 방법으로 부드럽게 3회 나누어 지그시 눌러 준다. 이마 중심부위에서 바깥 방향으로 이동

⑤ 양쪽 눈썹 사이인 미간 부위를 사선으로 쓸어주기를 한다. 좌우 번갈아 쓸어주기 동작

⑥ 눈 주변 근육을 부드럽게 문지르기 동작을 한다.

⑦ 눈썹 앞머리 부분부터 눈꼬리 방향을 향하여 양손 동시에 가볍게 집어주기 동작을 한다.

⑧ 눈두덩이 부위를 안에서 바깥 방향으로 3등분하여 가볍게 밀어주기 동작을 한다.

⑨ 양쪽 코벽 부위를 3회 문지르기 동작을 한다.

⑩ 손끝을 세워 안면 볼 부위를 깊고 천천히 밀어내기 동작을 한다.

⑪ 코 옆 부위를 3초가 가볍게 누른 후 바깥 방향으로 가볍게 밀어내기 동작을 한다.

⑫ 안면을 코를 중심으로 2등분하여 가로로 떨기 동작, 세로로 떨기 동작을 한다.

⑬ 턱선을 양손 동시에 중앙에서 바깥 방향으로 집어주기 동작을 한다.

⑭ 한 손으로 오른쪽 귀밑에서 – 목 – 오른쪽 가슴위 부분에서 왼쪽으로 쓰다듬기 동작 – 왼쪽 목 – 왼쪽 귀밑까지 반대 손도 같은 방법으로, 좌우 양손 번갈아 쓰다듬기를 한다.

⑮ 양손을 동시에 귀밑에서 가슴위 부분까지 쓰다듬기로 내려가 가볍게 가슴 윗부분을 5초 동안 누른 후 쓰다듬기로 양쪽 겨드랑이 안쪽으로 이동하여 3초 동안 누른다.

- 연결 동작으로 겨드랑이에서 양쪽 어깨로 손 이동 후 3회 원을 그리며 어깨를 감싸는 문지르기 동작 후 상부승모근으로 돌아 후경부에서 귀밑까지 쓰다듬기 해준다.

⑯ 오른쪽 어깨를 양손 같이 번갈아 문지르기 동작을 한 후 반대쪽 어깨도 같은 동작을 한다.

⑰ 양손을 가볍게 고객의 등 위부분에 넣어 어깨 뒤 부분을 문지르기 한다.

⑱ 양손을 척추 기립근을 따라 후경부를 향해 쓰다듬기 동작을 한다.

⑲ 양손을 동시에 귀밑에서 가슴위 부분까지 쓰다듬기로 내려가 가볍게 가슴 윗부분을 5초 동안 누른 후 쓰다듬기로 양쪽 겨드랑이 안쪽으로 이동하여 3초 동안 누른다.

- 연결 동작으로 겨드랑이에서 양쪽 어깨로 손 이동 후 3회 원을 그리며 어깨를 감싸는 문지르기 동작 후 상부승모근으로 돌아 후경부에서 귀밑까지 쓰다듬기 해준다.

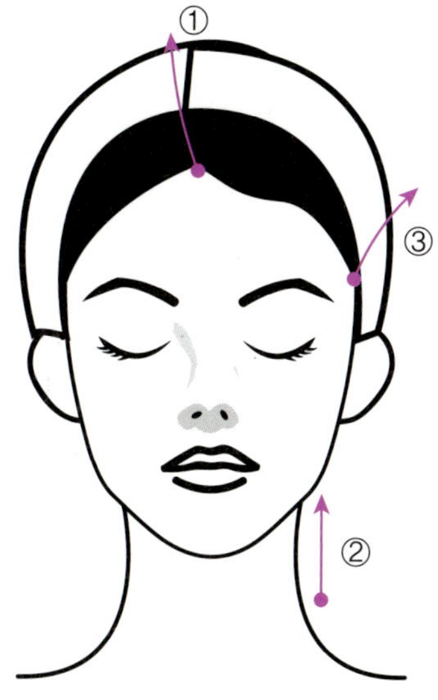	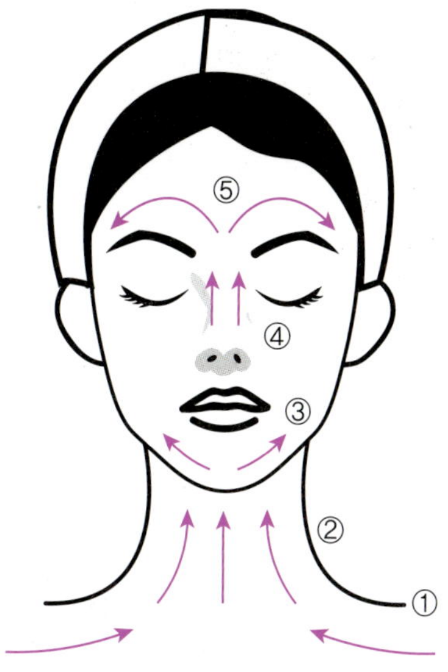
① 고객이 누운 상태에서 이마 중심위 끝부분 신정부위에서 머리중심 부분인 백회까지 부드럽게 원을 그리며 가볍게 누르는 동작을 한다. • 머리 뒷부분인 후두골에서 백회까지 부드럽게 원을 그리며 가볍게 누르는 동작을 한다. • 머리 측두부에서 백회까지 부드럽게 원을 그리며 가볍게 누르는 동작을 한다.	② 양손 바닥에 블렌딩한 오일을 덜어서 가슴 위부분 - 목 - 턱 - 코 - 이마 순으로 쓰다듬기 동작을 한다.

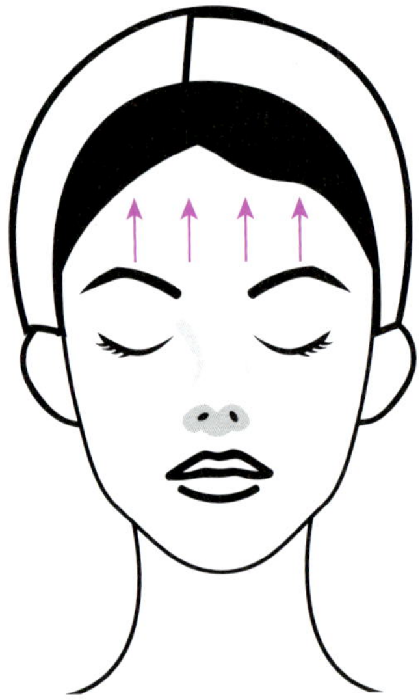

③ 이마부위를 눈썹 위 부분에서 머리중심 방향으로 세로로 쓸어주기 동작을 한다.

오른쪽에서 왼쪽 방향으로

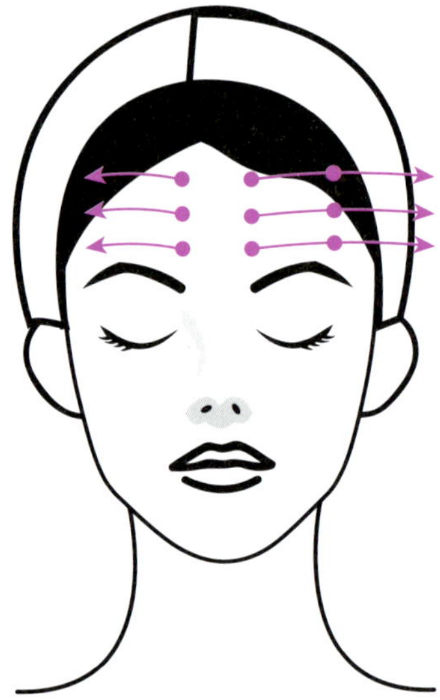

④ 이마를 눈썹위 부분에서 3등분을 해서, 눈썹 앞머리에서 눈썹 라인을 따라 부드럽게 3회 나누어 지그시 눌러 준다.

- 이마 중심부위로 손을 이동하여 엄지나 검지를 이용하여 같은 방법으로 부드럽게 3회 나누어 지그시 눌러 준다.

  이마 중심부위에서 바깥 방향으로 이동

- 이마 중심 끝부분인 헤어라인이 난 자리에서 바깥 방향으로 이동하며 엄지나 검지를 이용하여 같은 방법으로 부드럽게 3회 나누어 지그시 눌러 준다.

  이마 중심부위에서 바깥 방향으로 이동

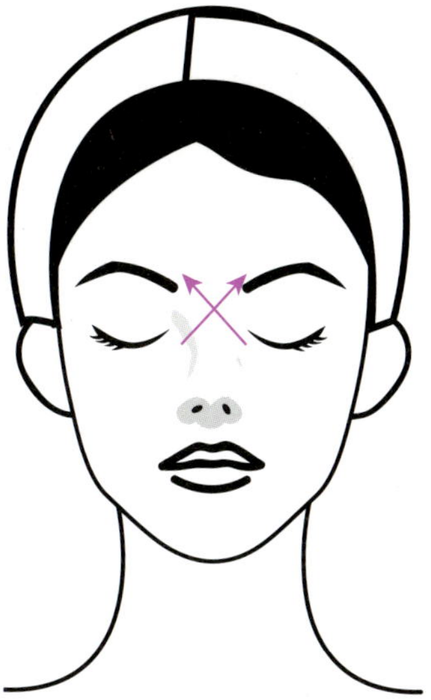

⑤ 양쪽 눈썹 사이인 미간 부위를 사선으로 쓸어주기 한다. 좌우 번갈아 쓸어주기 동작

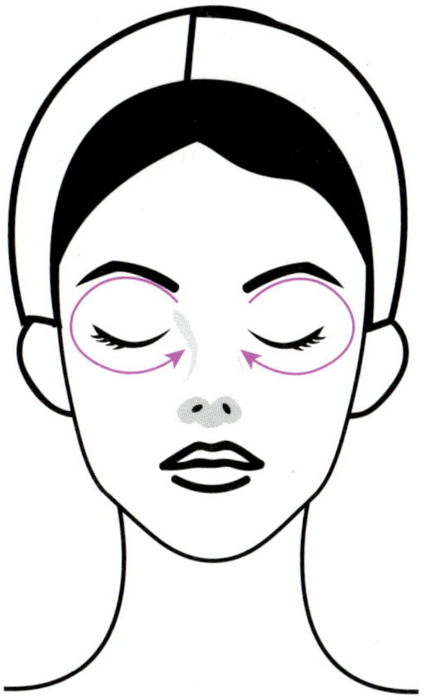

⑥ 눈 주변 근육을 부드럽게 문지르기 동작을 한다.

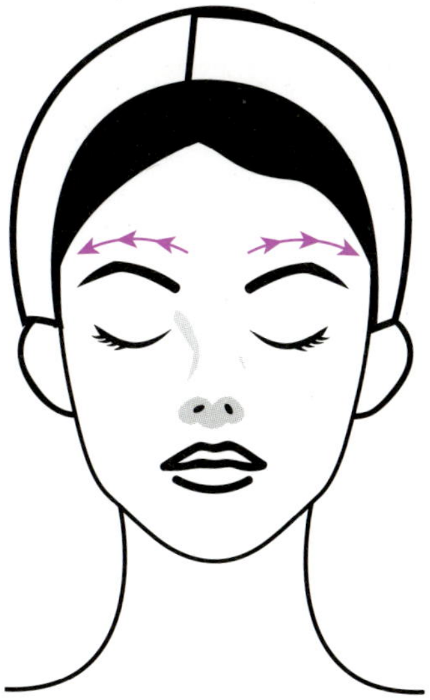

⑦ 눈썹 앞머리 부분부터 눈꼬리 방향을 향하여 양손 동시에 가볍게 집어주기 동작을 한다.

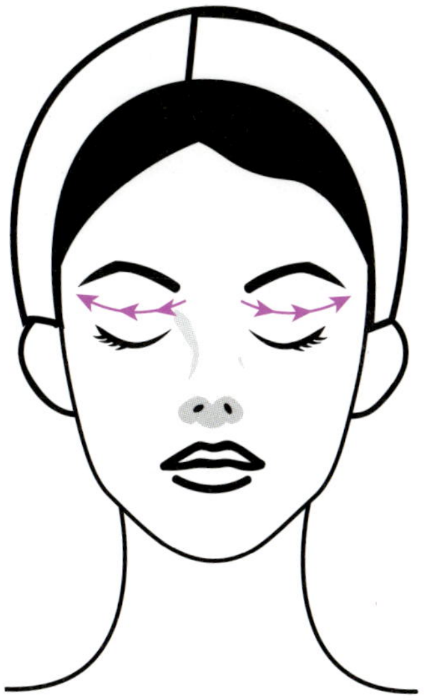

⑧ 눈두덩이 부위를 안에서 바깥 방향으로 3등분하여 가볍게 밀어주기 동작을 한다.

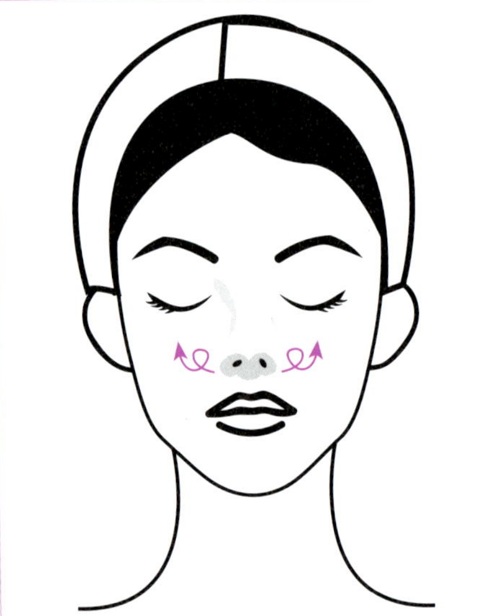

⑨ 양쪽 코벽 부위를 3회 문지르기 동작을 한다.

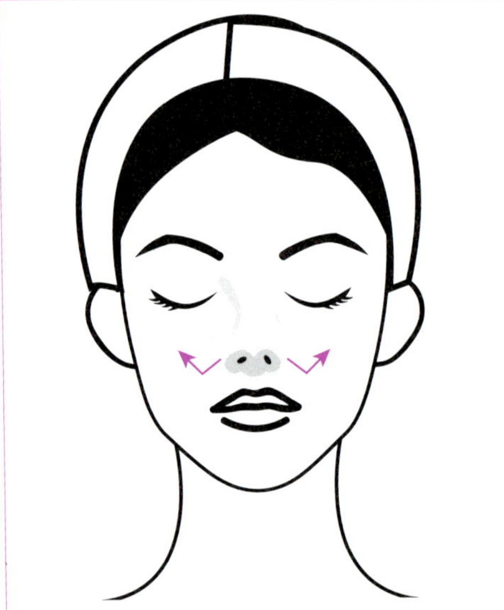

⑩ 손끝을 세워 안면 볼 부위를 깊고 천천히 밀어내기 동작을 한다.

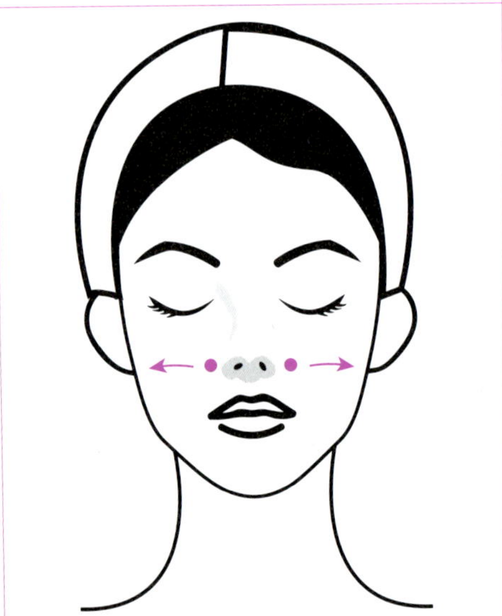

⑪ 코 옆 부위를 3초 동안 가볍게 누른 후 바깥 방향으로 가볍게 밀어내기 동작을 한다.

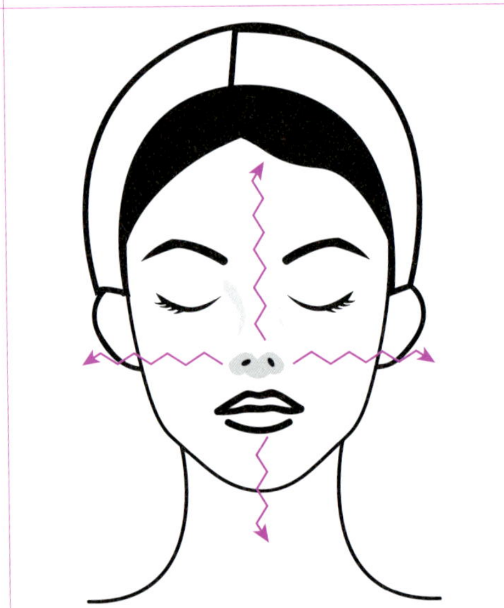

⑫ 안면을 코를 중심으로 2등분하여 가로로 떨기 동작, 세로로 떨기 동작을 한다.

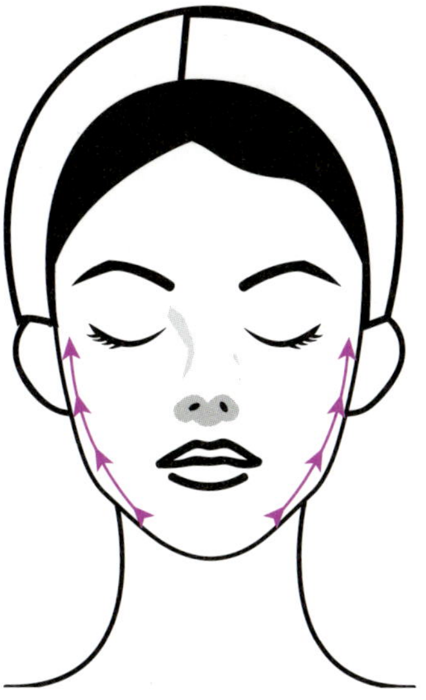	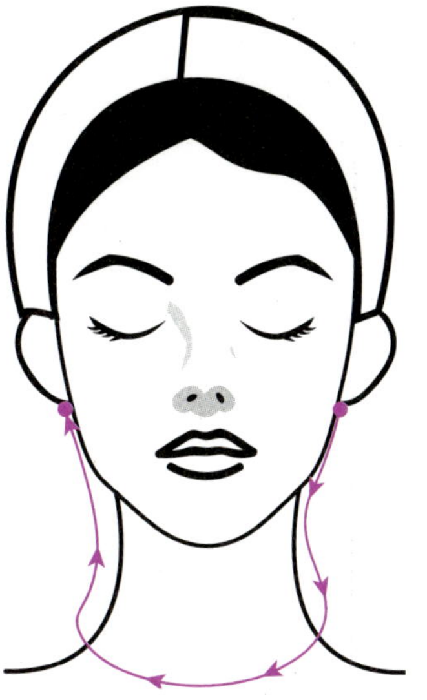
⑬ 턱선을 양손 동시에 중앙에서 바깥 방향으로 집어주기 동작을 한다.	⑭ 한 손으로 오른쪽 귀밑에서 – 목 – 오른쪽 가슴위 부분에서 왼쪽으로 쓰다듬기 동작 – 왼쪽 목 – 왼쪽 귀밑까지 반대 손도 같은 방법으로, 좌우 양손 번갈아 쓰다듬기를 한다.

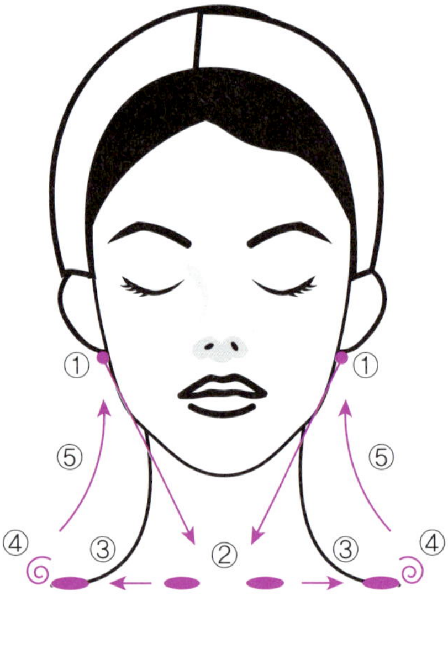	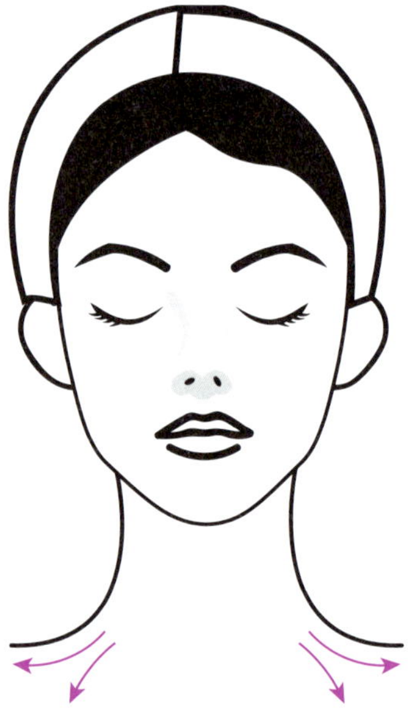
⑮ 양손을 동시에 귀밑에서 가슴 위 부분까지 쓰다듬기로 내려가 가볍게 가슴 윗부분을 5초 동안 누른 후 쓰다듬기로 양쪽 겨드랑이 안쪽으로 이동하여 3초 동안 누른다. • 연결 동작으로 겨드랑이에서 양쪽 어깨로 손 이동 후 3회 원을 그리며 어깨를 감싸는 문지르기 동작 후 상부승모근으로 돌아 후경부에서 귀밑까지 쓰다듬기 해준다.	⑯ 오른쪽 어깨를 양손 같이 번갈아 문지르기 동작을 한 후 반대쪽 어깨도 같은 동작을 한다.

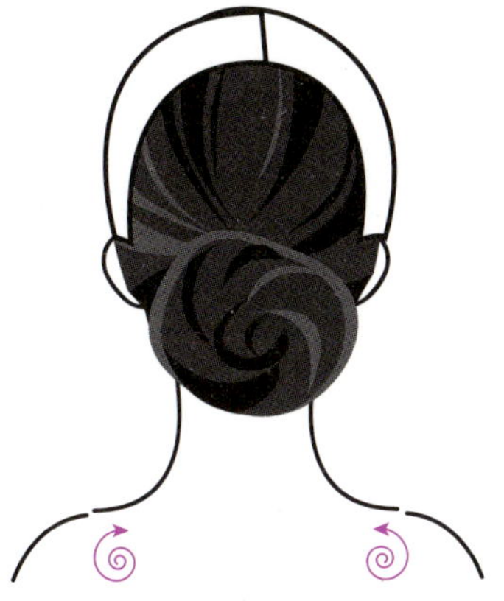

⑰ 양손을 가볍게 고객의 등 위부분에 넣어 어깨 뒤 부분을 문지르기 한다.

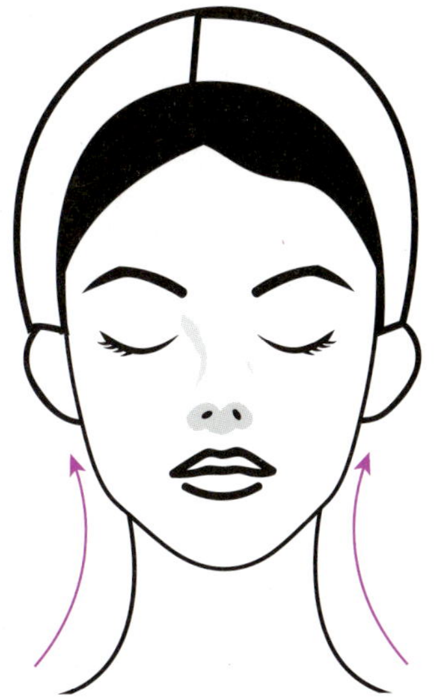

⑱ 양손을 척추 기립근을 따라 후경부를 향해 쓰다듬기 동작을 한다.

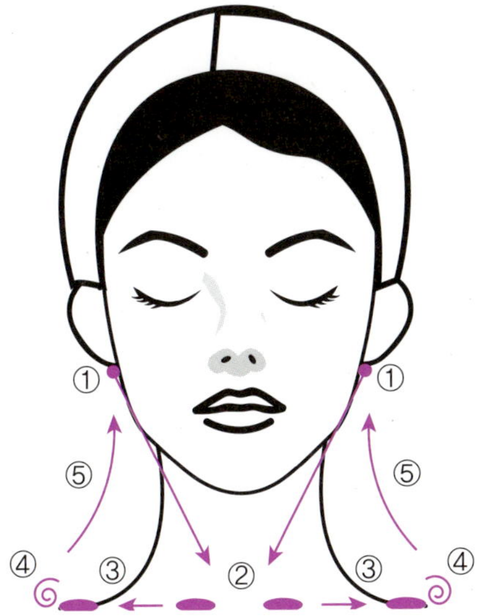

⑲ 양손을 동시에 귀밑에서 가슴 위 부분까지 쓰다듬기로 내려가 가볍게 가슴 윗부분을 5초가 누른 후 쓰다듬기로 양쪽 겨드랑이 안쪽으로 이동하여 3초가 누른다.

- 연결 동작으로 겨드랑이에서 양쪽 어깨로 손 이동 후 3회 원을 그리며 어깨를 감싸는 문지르기 동작 후 상부승모근으로 돌아 후경부에서 귀밑까지 쓰다듬기 해준다.

아로마 안면관리하기 작업 과정 실습 보고서 작성

수행작업 사진, 그림 제시 모두 가능

[실습 수행 평가표]

실습자 명 :

영역	평가내용	평가				
		5	4	3	2	1
실습자	피부미용사의 위생상태 복장, 용모, 청결 상태는?					
	모든 과정을 철저하게 위생적으로 시행했나?					
	아로마 관리에 적합한 준비사항을 수행했나?					
	위생적인 아로마 오일을 관리했나?					
	유의사항을 준수하여 아로마 관리를 하였는가?					
	고객에게 과정을 미리 설명하고 주의사항을 파악했나?					
	고객의 금속 액세서리가 제거되었나?					
수행준거3.1	관리부위를 클렌징하고 토너로 피부를 정돈할 수 있다.					
수행준거3.2	관리목적에 맞게 블렌딩 한 아로마 오일을 피부에 도포할 수 있다.					
수행준거3.3	5가지 동작을 안배하여 부드럽게 매뉴얼 테크닉할 수 있다.					
수행준거3.4	아로마 관리 후 흡수효과를 높이기 위하여 고객관리를 시행할 수 있다.					
태도	편안하고 쾌적한 분위기를 조성하려는 태도					
	고객이 원하는 향을 파악하려는 적극적 태도					
개선사항 및 평가서						
평가일		고객명				
평가자						

2. 아로마 신체 상체 후면등-팔-둔부 관리하기

① 관리부위를 클렌징하고 토너로 피부를 정돈

② 관리목적에 맞게 블렌딩한 아로마 오일을 피부에 도포

③ 5가지 동작을 안배하여 부드럽게 매뉴얼 테크닉

④ 아로마테라피 후 흡수효과를 높이기 위하여 고객관리를 시행

아로마 매뉴얼 테크닉 동작

① 등과 둔부 부위를 쓰다듬기 한다.

② 등 부위 척추기립근을 왼쪽부터 양손을 이용하여 옆으로 가볍게 주르면서 밀어 준다. 둔부에서 목 방향으로 진행.

③ 왼쪽 부위를 다하면 오른쪽 부위를 같은 방법으로 밀어주기 한다.

④ 등 부위 전체를 좌우로 나누어 가볍게 밀어주기 동작을 한다. 손바닥 전체를 사용한다.

⑤ 손끝을 이용하여 척추기립근 중심에서 등 옆측면으로 손끝을 이용하여 밀어주기 동작을 한다.

⑥ 둔부 부위를 둔부에서 허리 방향으로 3등분하여 문지르기 동작을 한다.

⑦ 등 전체를 허리중심에서 목 방향으로 이동하면서 문지르기 동작을 한다. 그 후 양팔 방향으로 쓸어내기 한다.

⑧ 허리에서 목 방향으로 양손끝을 사용하여 밀어주기 동작을 한 후 어깨 중심부위 3초 동안 누르고, 팔꿈치 안쪽으로 이동하여 3초 동안 누르고, 손목 안쪽으로 이동하여 3초 동안 누르고, 손바닥 중심부위 이동 3초 동안 누른 후 손가락끝으로 쓸어내린다. 오른쪽, 왼쪽 각각 3회씩 반복한다.

⑨ 견갑골 밀어주기 동작을 한다. 오른쪽, 왼쪽 각각 3회씩 반복한다.

⑩ 삼각근 부위 연결해서 3회씩 밀어주기 동작을 한다. 오른쪽, 왼쪽 각각 3회씩 반복한다.

⑪ 관리사 위치 고객의 머리위로 이동한 후, 등 중심부위를 양손 겹쳐서 8자 쓰다듬기 동작을 한다.

⑫ 경부부위목주변 양손 번갈아 주무르기 동작을 한다.

⑬ 오른쪽 어깨 위부분 양손같이 주무르기, 왼쪽 어깨 위부분 양손같이 주무르기 동작을 한다.

⑭ 둔부와 등 전체 쓰다듬기 동작을 한다.

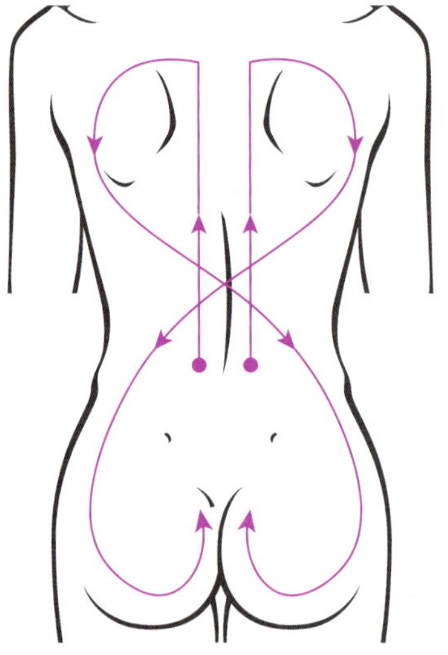

① 등과 둔부 부위를 쓰다듬기 한다.

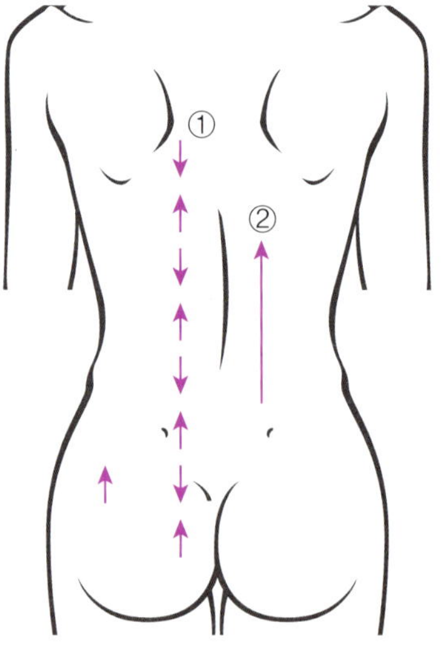

② 등 부위 척추기립근을 왼쪽부터 양손을 이용하여 옆으로 가볍게 주르면서 밀어준다. 둔부에서 목 방향으로 진행.

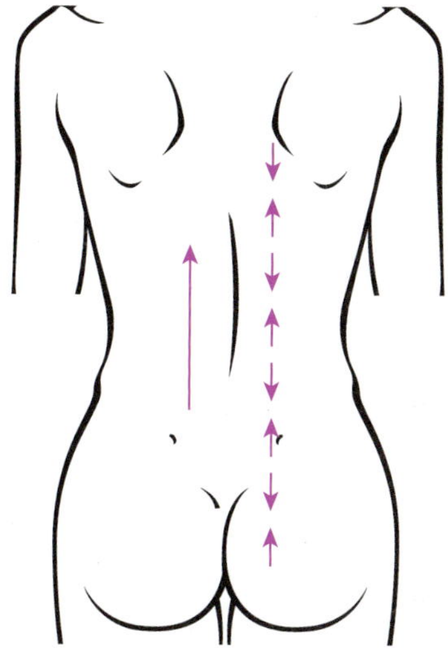

③ 왼쪽 부위를 다하면 오른쪽 부위를 같은 방법으로 밀어주기 한다.

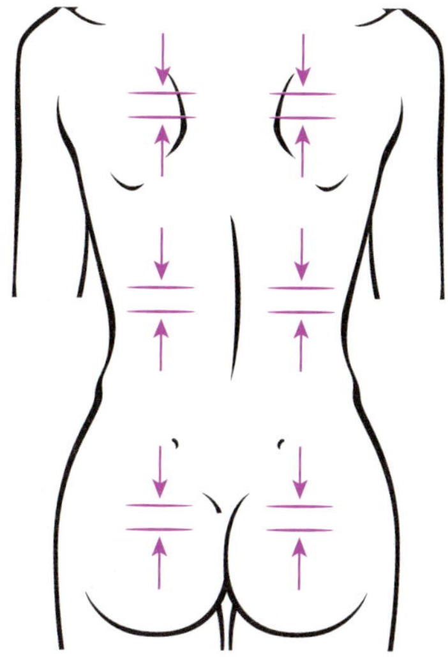

④ 등 부위 전체를 좌우로 나누어 가볍게 밀어주기 동작을 한다. 손바닥 전체를 사용한다.

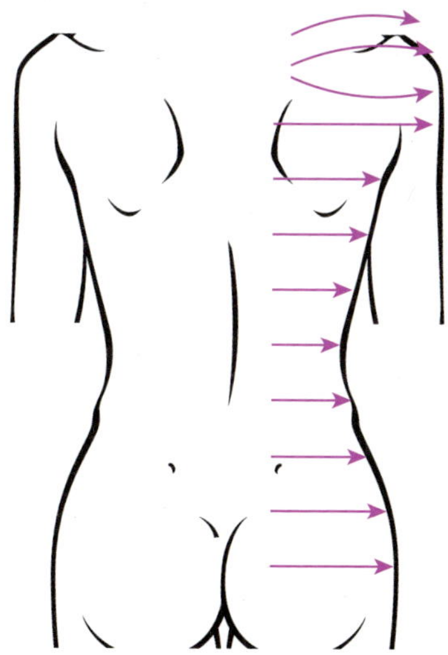

⑤ 손끝을 이용하여 척추기립근 중심에서 등 옆측면으로 손끝을 이용하여 밀어주기 동작을 한다.

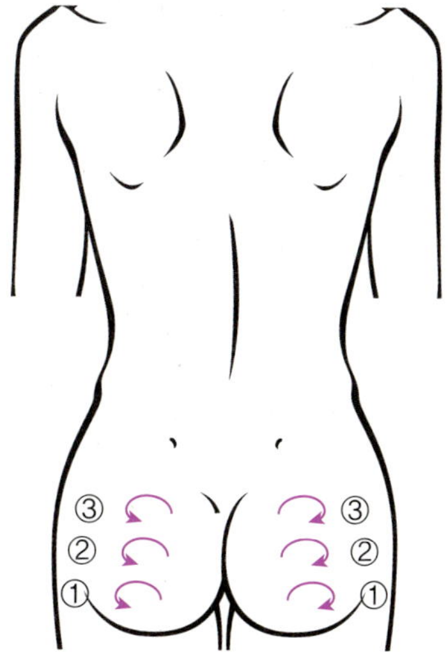

⑥ 둔부 부위를 둔부에서 허리 방향으로 3등분하여 문지르기 동작을 한다.

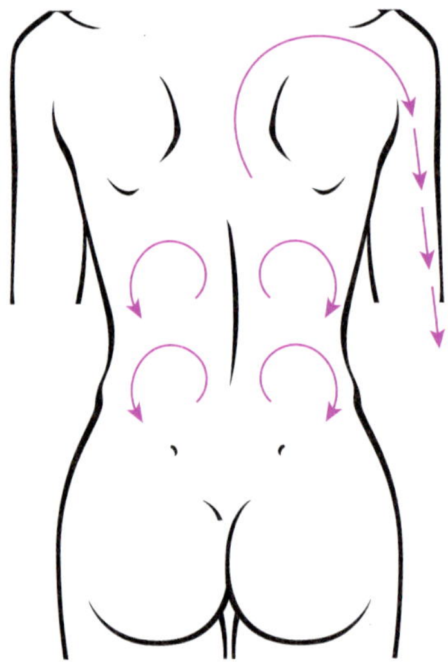

⑦ 등 전체를 허리중심에서 목방향으로 이동하면서 문지르기 동작을 한다. 그 후 양팔 방향으로 쓸어내기 한다.

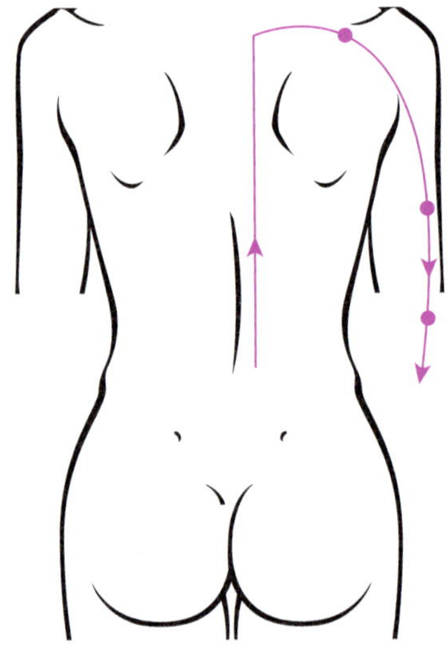

⑧ 허리에서 목 방향으로 양손끝을 사용하여 밀어주기 동작을 한 후 어깨 중심부위 3초 동안 누르고, 팔꿈치 안쪽으로 이동하여 3초 동안 누르고, 손목 안쪽으로 이동하여 3초 동안 누르고, 손바닥 중심부위 이동 3초 동안 누른 후 손가락 끝으로 쓸어내린다. 오른쪽, 왼쪽 각각 3회씩 반복한다.

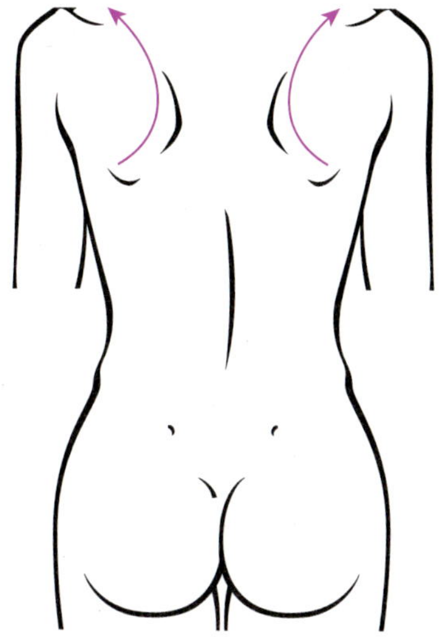

⑨ 견갑골 밀어주기 동작을 한다. 오른쪽, 왼쪽 각각 3회씩 반복한다.

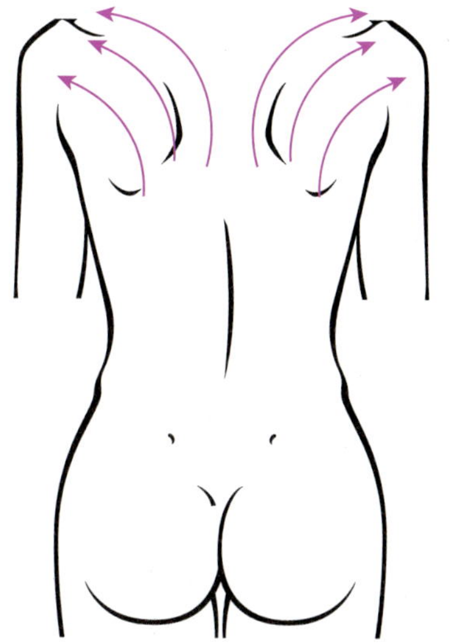

⑩ 삼각근 부위 연결해서 3회씩 밀어주기 동작을 한다. 오른쪽, 왼쪽 각각 3회씩 반복한다.

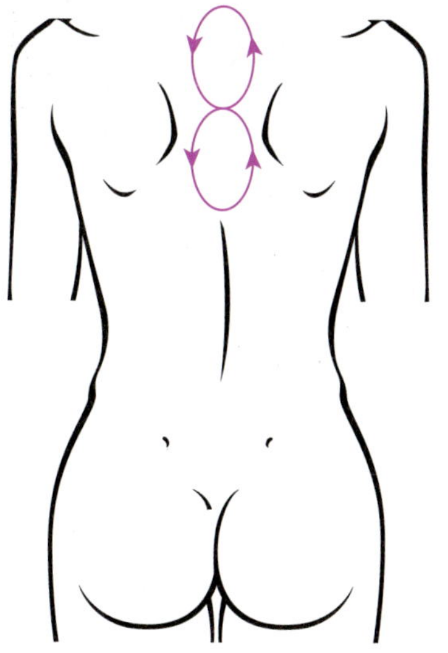

⑪ 관리사 위치 고객의 머리위로 이동한 후, 등 중심부위를 양손 겹쳐서 8자 쓰다듬기 동작을 한다.

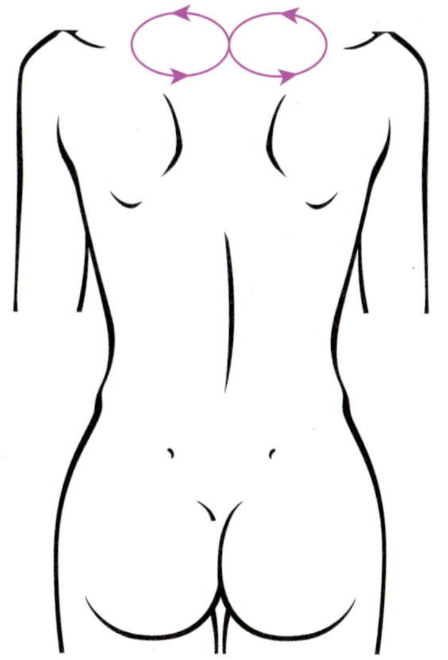

⑫ 경부부위목주변 양손 번갈아 주무르기 동작을 한다.

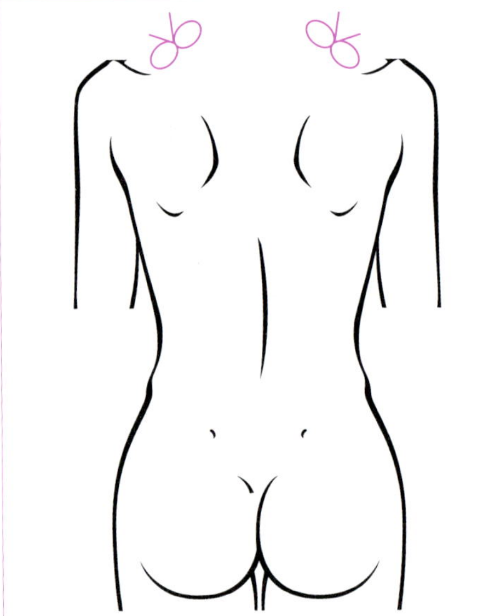

⑬ 오른쪽 어깨 위부분 양손같이 주무르기, 왼쪽 어깨 위부분 양손같이 주무르기 동작을 한다.

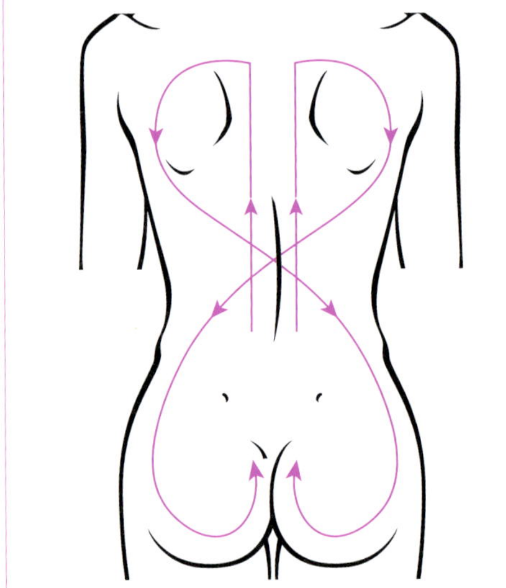

⑭ 둔부와 등 전체 쓰다듬기 동작을 한다.

아로마 신체 상체 후면등–팔–둔부 관리하기 작업과정 실습 보고서 작성

수행작업 사진, 그림 제시 모두 가능

[실습 수행 평가표]

실습자 명 :

<table>
<tr><th rowspan="2">영역</th><th rowspan="2">평가내용</th><th colspan="5">평가</th></tr>
<tr><th>5</th><th>4</th><th>3</th><th>2</th><th>1</th></tr>
<tr><td rowspan="7">실습자</td><td>피부미용사의 위생상태 복장, 용모, 청결 상태는?</td><td></td><td></td><td></td><td></td><td></td></tr>
<tr><td>모든 과정을 철저하게 위생적으로 시행했나?</td><td></td><td></td><td></td><td></td><td></td></tr>
<tr><td>아로마 관리에 적합한 준비사항을 수행했나?</td><td></td><td></td><td></td><td></td><td></td></tr>
<tr><td>위생적인 아로마 오일을 관리했나?</td><td></td><td></td><td></td><td></td><td></td></tr>
<tr><td>유의사항을 준수하여 아로마 관리를 하였는가?</td><td></td><td></td><td></td><td></td><td></td></tr>
<tr><td>고객에게 과정을 미리 설명하고 주의사항을 파악했나?</td><td></td><td></td><td></td><td></td><td></td></tr>
<tr><td>고객의 금속 액세서리가 제거되었나?</td><td></td><td></td><td></td><td></td><td></td></tr>
<tr><td>수행준거3.1</td><td>관리부위를 클렌징하고 토너로 피부를 정돈할 수 있다.</td><td></td><td></td><td></td><td></td><td></td></tr>
<tr><td>수행준거3.2</td><td>관리목적에 맞게 블렌딩 한 아로마 오일을 피부에 도포할 수 있다.</td><td></td><td></td><td></td><td></td><td></td></tr>
<tr><td>수행준거3.3</td><td>5가지 동작을 안배하여 부드럽게 매뉴얼 테크닉 할 수 있다.</td><td></td><td></td><td></td><td></td><td></td></tr>
<tr><td>수행준거3.4</td><td>아로마 관리 후 흡수효과를 높이기 위하여 고객관리를 시행할 수 있다.</td><td></td><td></td><td></td><td></td><td></td></tr>
<tr><td rowspan="2">태도</td><td>편안하고 쾌적한 분위기를 조성하려는 태도</td><td></td><td></td><td></td><td></td><td></td></tr>
<tr><td>고객이 원하는 향을 파악하려는 적극적 태도</td><td></td><td></td><td></td><td></td><td></td></tr>
<tr><td>개선사항 및 평가서</td><td colspan="6"></td></tr>
<tr><td>평가일</td><td></td><td colspan="2">고객명</td><td colspan="3"></td></tr>
<tr><td>평가자</td><td colspan="6"></td></tr>
</table>

3. 아로마 신체 상체 전면복부 관리하기

① 관리부위를 클렌징하고 토너로 피부를 정돈

② 관리목적에 맞게 블렌딩한 아로마 오일을 피부에 도포

③ 5가지 동작을 안배하여 부드럽게 매뉴얼 테크닉

④ 아로마테라피 후 흡수효과를 높이기 위하여 고객관리를 시행

아로마 매뉴얼 테크닉 동작

① 시계방향으로 가볍게 양손을 이용해서 원을 그리며 쓰다듬기 동작을 한다.

② 오른손을 이용하여 반시계 방향으로 큰 원에서 점점 작은 원을 그리며 5회 문지르기 동작을 한다.

③ 배꼽을 지나가게 삼각형을 그리며 천천히 쓰다듬기 동작을 한다.

④ 양손을 이용하여 다이아몬드를 그리는 동작을 한다.

⑤ 명치 부분에서 배꼽 방향을 향하여 떨기 동작을 한다.

⑥ 시계방향으로 가볍게 양손을 이용해서 원을 그리며 쓰다듬기 동작을 한다.

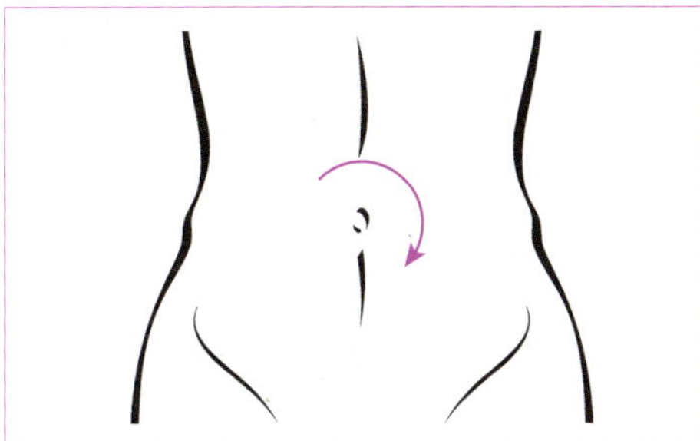

① 시계방향으로 가볍게 양손을 이용해서 원을 그리며 쓰다듬기 동작을 한다.

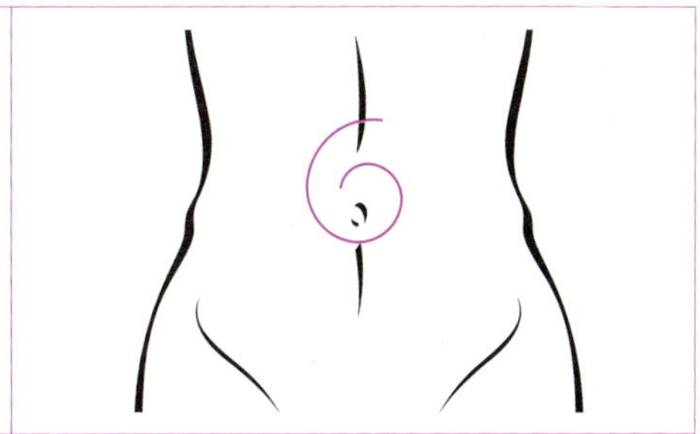

② 오른손을 이용하여 반시계방향으로 큰 원에서 점점 작은 원을 그리며 5회 문지르기 동작을 한다.

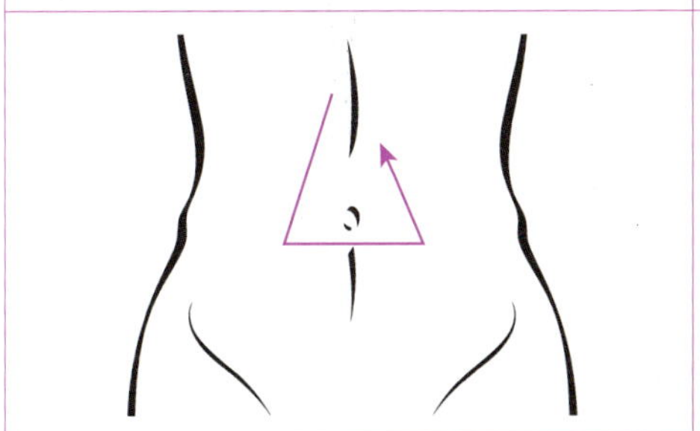

③ 배꼽을 지나가게 삼각형을 그리며 천천히 쓰다듬기 동작을 한다.

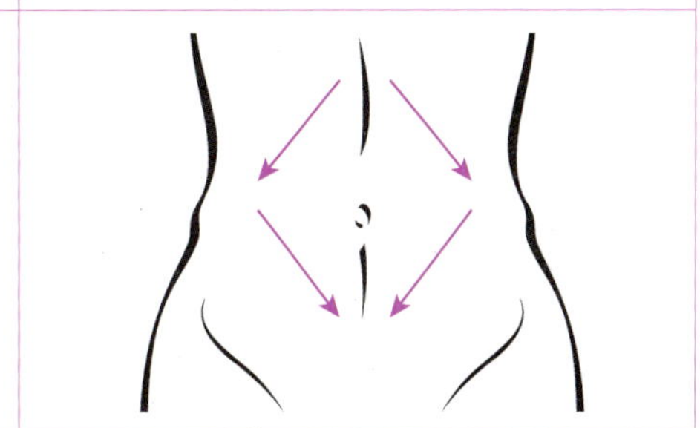

④ 양손을 이용하여 다이아몬드를 그리는 동작을 한다.

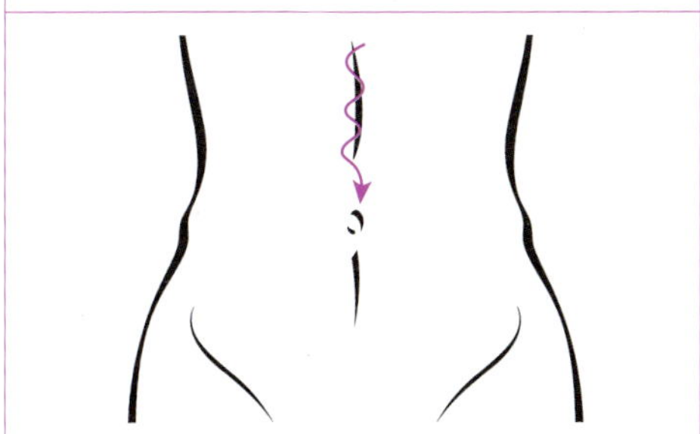

⑤ 명치 부분에서 배꼽 방향을 향하여 떨기 동작을 한다.

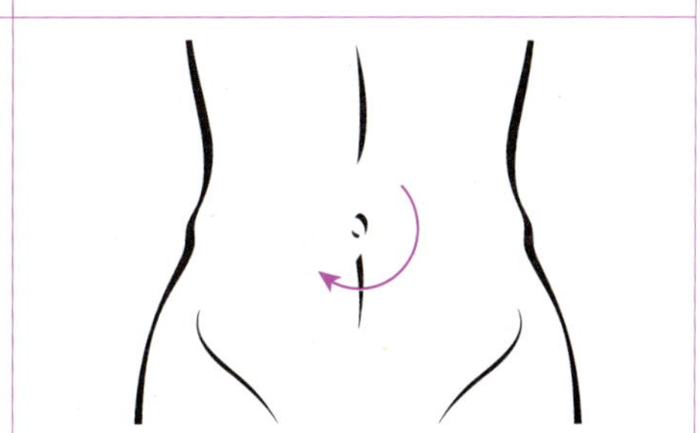

⑥ 시계방향으로 가볍게 양손을 이용해서 원을 그리며 쓰다듬기 동작을 한다.

아로마 신체 상체 전면복부 관리하기 작업과정 실습 보고서 작성

수행작업 사진, 그림 제시 모두 가능

실습 수행 평가표

실습자 명 :

영역	평가내용	평가				
		5	4	3	2	1
실습자	피부미용사의 위생상태 복장, 용모, 청결 상태는?					
	모든 과정을 철저하게 위생적으로 시행했나?					
	아로마 관리에 적합한 준비사항을 수행했나?					
	위생적인 아로마 오일을 관리했나?					
	유의사항을 준수하여 아로마 관리를 하였는가?					
	고객에게 과정을 미리 설명하고 주의사항을 파악했나?					
	고객의 금속 액세서리가 제거되었나?					
수행준거3.1	관리부위를 클렌징하고 토너로 피부를 정돈할 수 있다.					
수행준거3.2	관리목적에 맞게 블렌딩 한 아로마 오일을 피부에 도포할 수 있다.					
수행준거3.3	5가지 동작을 안배하여 부드럽게 매뉴얼 테크닉 할 수 있다.					
수행준거3.4	아로마 관리 후 흡수효과를 높이기 위하여 고객관리를 시행할 수 있다.					
태도	편안하고 쾌적한 분위기를 조성하려는 태도					
	고객이 원하는 향을 파악하려는 적극적 태도					
개선사항 및 평가서						
평가일		고객명				
평가자						

4. 아로마 신체하체다리-발 관리하기

① 관리부위를 클렌징하고 토너로 피부를 정돈

② 관리목적에 맞게 블렌딩한 아로마 오일을 피부에 도포

③ 5가지 동작을 안배하여 부드럽게 매뉴얼 테크닉

④ 아로마테라피 후 흡수효과를 높이기 위하여 고객관리를 시행

아로마 매뉴얼 테크닉 동작다리 전면

① 발목에서 대퇴부위까지 오른발, 왼발을 동시에 양손을 이용하여 쓰다듬기 한다.3회 반복

② 발꿈치 안쪽 복사뼈 부위를 부드럽게 문지르기 동작을 한다.3회 반복

③ 발등부위를 부드럽게 문지르기 동작을 한다.3회 반복

④ 발 바깥쪽 복사뼈 부위를 부드럽게 문지르기 동작을 한다.3회 반복

⑤ 양손을 이용하여 발등에서 발가락 방향을 향하여 당겨준다. 그 후 발바닥을 문지르기 한다.3회 반복

⑥ 고객의 발바닥과 관리사 손바닥을 맞대고 3초 정도 둔다.

⑦ 양손같이 하부다리에서 문지르기 동작으로 무릎부위까지 올라간 후 무릎뼈를 감싸고 3초 쉰 후 무릎위부터 대퇴부위까지 양 엄지를 사용하여 밀어주기 동작을 한다. 그 후 쓰다듬기 동작으로 대퇴에서 발끝까지 쓸어내려준다.3회 반복

⑧ 발목에서 대퇴부위까지 오른발, 왼발을 동시에 양손을 이용하여 쓰다듬기 한다.3회 반복 1번 동작 반복

아로마 매뉴얼 테크닉 동작다리 후면

① 발목에서 대퇴부위까지 오른발, 왼발을 동시에 양손을 이용하여 쓰다듬기 한다.3회 반복

② 고객의 발바닥에 관리사 손바닥을 맞대고 3초 머문 후 발뒤꿈치를 문지르기 동작을 3회 한다. 그 후 하부다리를 문지르기 동작으로 발목에서 오금부위까지 간 후 오금 림프절에서 잠시 멈춘 후 상부다리를 밀어주기 동작으로 승부

까지 한다.3회 반복

③ 발목과 발뒤꿈치 부위 문지르기 동작을 한다.3회 반복

④ 발바닥 가운데를 지그시 누르며 문지르기 동작을 한 후 발바닥 전체 문지르기 동작을 한다.3회 반복

⑤ 가볍게 주먹을 쥐고 발바닥 문지르기 동작을 한다.3회 반복

⑥ 고객의 발바닥에 관리사 손바닥을 맞대고 3초 머문 후 발뒤꿈치를 문지르기 동작을 3회 한다. 그 후 하부다리를 문지르기 동작으로 발목에서 오금부위까지 간 후 오금 림프절에서 잠시 멈춘 후 상부다리를 밀어주기 동작으로 승부까지 한다.3회 반복

⑦ 발목에서 대퇴부위까지 오른발, 왼발을 동시에 양손을 이용하여 쓰다듬기 한다.3회 반복

아로마 매뉴얼 테크닉 동작다리 전면

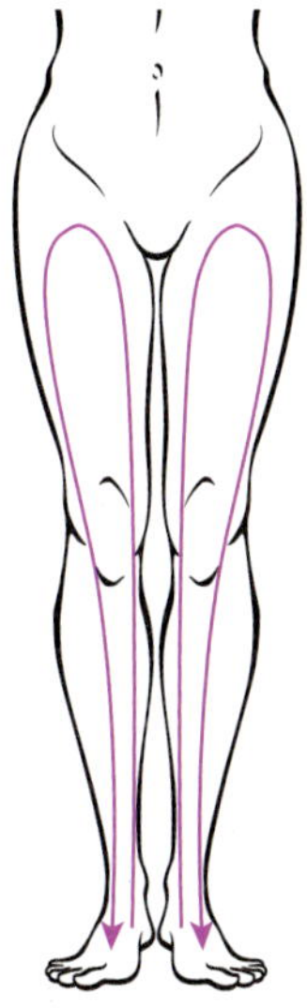

① 발목에서 대퇴부위까지 오른발, 왼발을 동시에 양손을 이용하여 쓰다듬기 한다. 3회 반복

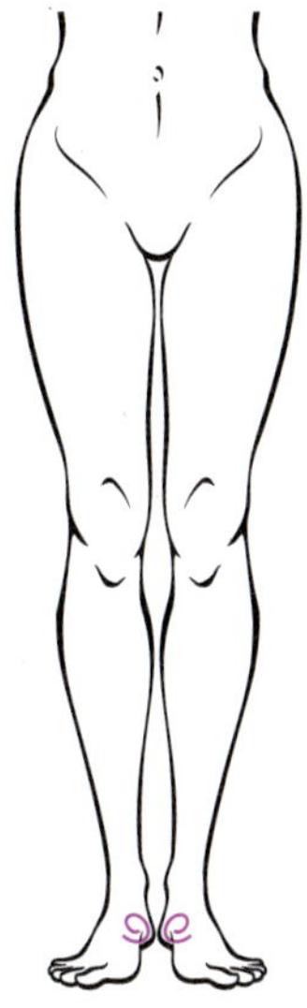

② 발꿈치 안쪽 복사뼈 부위를 부드럽게 문지르기 동작을 한다. 3회 반복

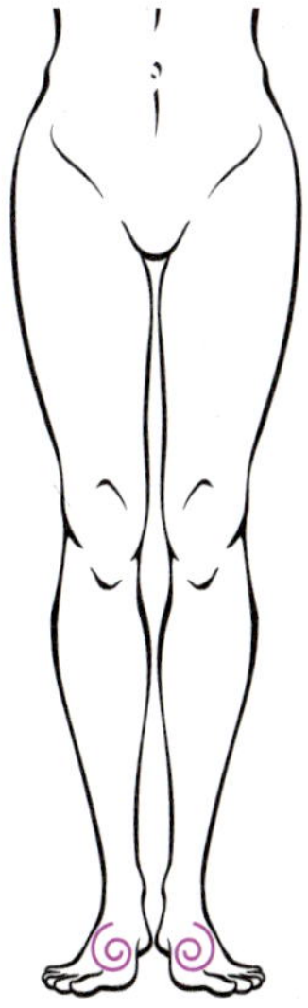

③ 발등부위를 부드럽게 문지르기 동작을 한다. 3회 반복

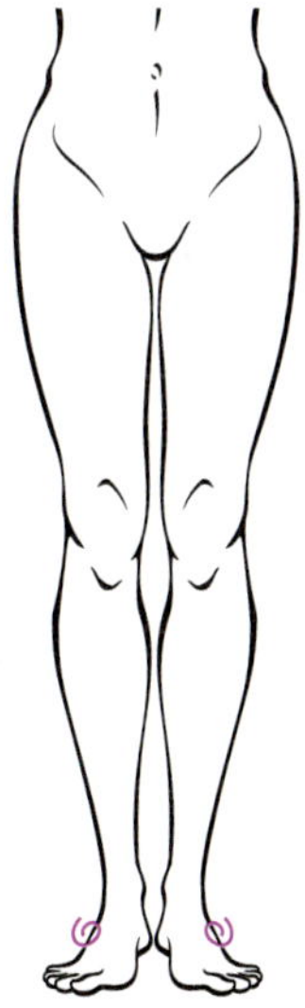

④ 발 바깥쪽 복사뼈 부위를 부드럽게 문지르기 동작을 한다. 3회 반복

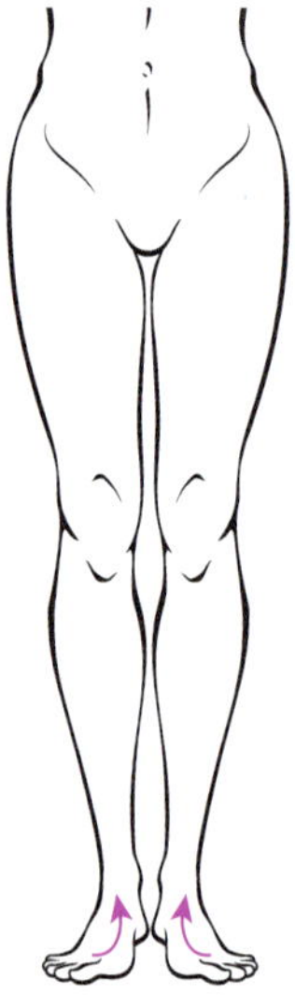	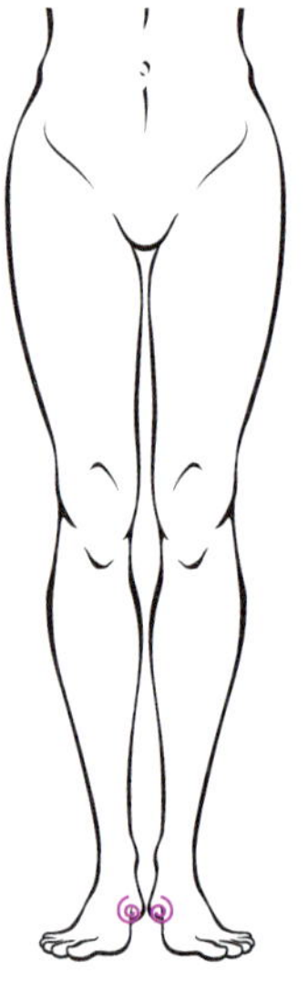
⑤ 양손을 이용하여 발등에서 발가락 방향을 향하여 당겨 준다. 그 후 발바닥을 문지르기 한다. 3회 반복	⑥ 고객의 발바닥과 관리사 손바닥을 맞대고 3초 정도 둔다.

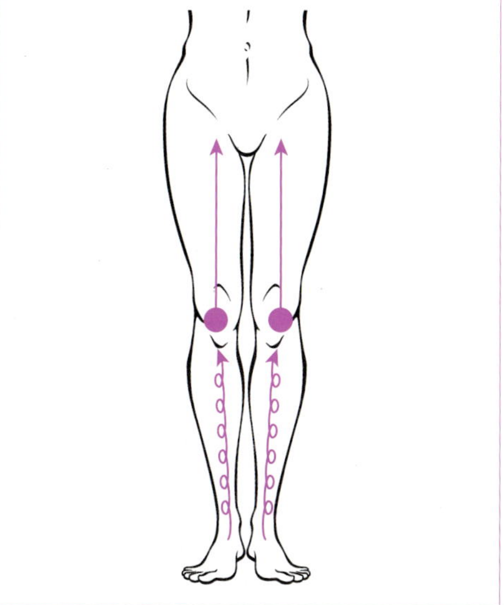

⑦ 양손을 같이 하부다리에서 문지르기 동작으로 무릎부위까지 올라간 후 무릎뼈를 감싸고 3초 쉰 후 무릎위부터 대퇴부위까지 양 엄지를 사용하여 밀어주기 동작을 한다. 그 후 쓰다듬기 동작으로 대퇴에서 발끝까지 쓸어내려 준다. 3회 반복

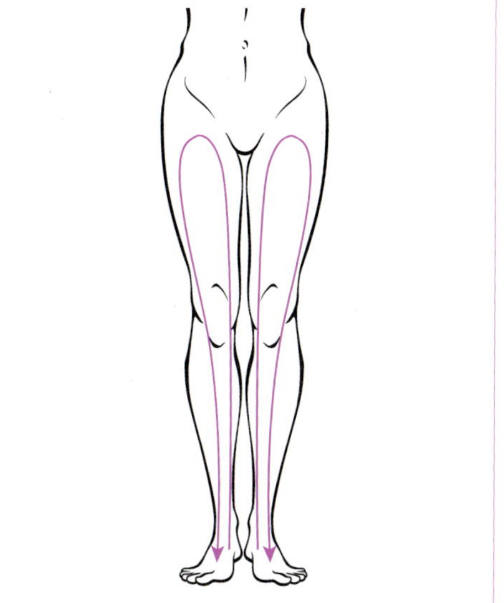

⑧ 발목에서 대퇴부위까지 오른발, 왼발을 동시에 양손을 이용하여 쓰다듬기 한다. 3회 반복 1번 동작 반복

아로마 매뉴얼 테크닉 동작다리 후면

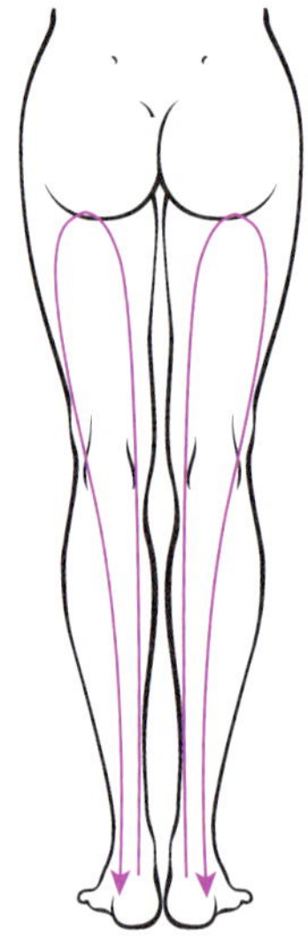	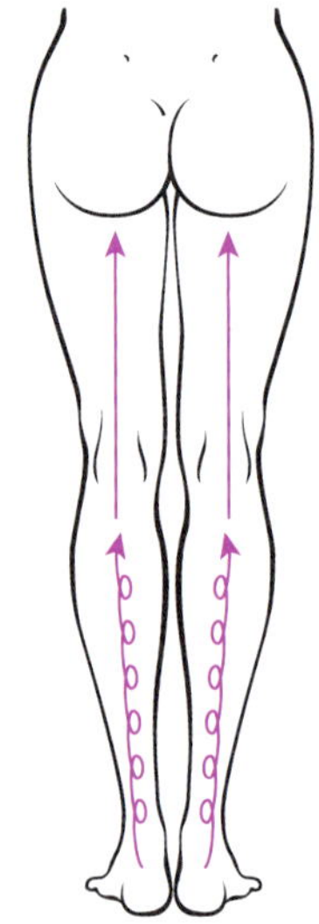
① 발목에서 대퇴부위까지 오른발, 왼발을 동시에 양손을 이용하여 쓰다듬기 한다. 3회 반복	② 고객의 발바닥에 관리사 손바닥을 맞대고 3초 머문 후 발뒤꿈치를 문지르기 동작을 3회 한다. 그 후 하부다리를 문지르기 동작으로 발목에서 오금부위까지 간 후 오금 림프절에서 잠시 멈추고 상부다리를 밀어주기 동작으로 승부까지 한다. 3회 반복

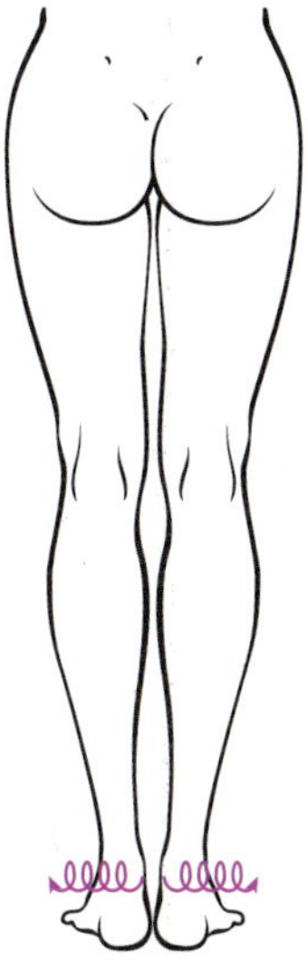	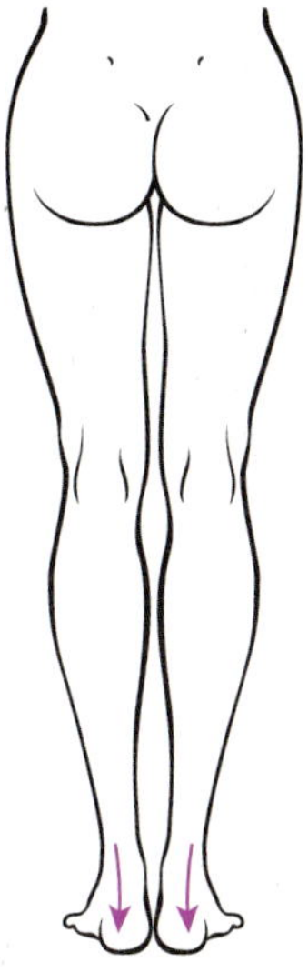
③ 발목과 발뒤꿈치 부위 문지르기 동작을 한다. 3회 반복	④ 발바닥 가운데를 지그시 누르며 문지르기 동작을 한 후 발바닥 전체 문지르기 동작을 한다. 3회 반복

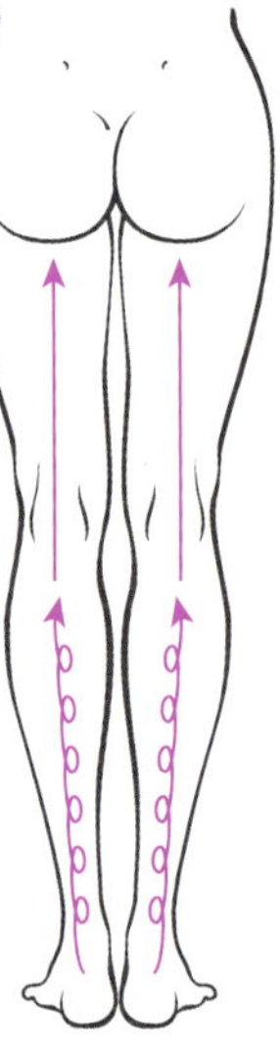	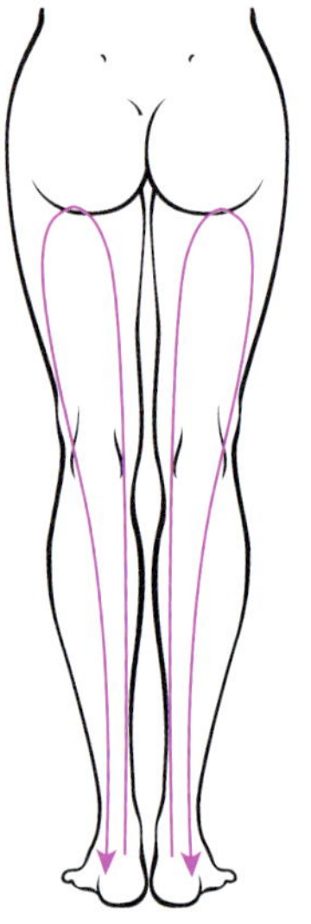
⑤ 가볍게 주먹을 쥐고 발바닥 문지르기 동작을 한다. 3회 반복	⑥ 고객의 발바닥에 관리사 손바닥을 맞대고 3초 머문 후 발뒤꿈치 문지르기 동작을 3회 한다. 그 후 하부다리를 문지르기 동작으로 발목에서 오금부위까지 간 후 오금 림프절에서 잠시 멈춘 후 상부다리를 밀어주기 동작으로 승부까지 한다. 3회 반복

아로마 신체 하체다리-발 관리하기 작업과정 실습 보고서 작성

수행작업 사진, 그림 제시 모두 가능

[실습 수행 평가표]

실습자 명 :

<table>
<tr><th rowspan="2">영역</th><th rowspan="2">평가내용</th><th colspan="5">평가</th></tr>
<tr><th>5</th><th>4</th><th>3</th><th>2</th><th>1</th></tr>
<tr><td rowspan="7">실습자</td><td>피부미용사의 위생상태 복장, 용모, 청결 상태는?</td><td></td><td></td><td></td><td></td><td></td></tr>
<tr><td>모든 과정을 철저하게 위생적으로 시행했나?</td><td></td><td></td><td></td><td></td><td></td></tr>
<tr><td>아로마 관리에 적합한 준비사항을 수행했나?</td><td></td><td></td><td></td><td></td><td></td></tr>
<tr><td>위생적인 아로마 오일을 관리했나?</td><td></td><td></td><td></td><td></td><td></td></tr>
<tr><td>유의사항을 준수하여 아로마 관리를 하였는가?</td><td></td><td></td><td></td><td></td><td></td></tr>
<tr><td>고객에게 과정을 미리 설명하고 주의사항을 파악했나?</td><td></td><td></td><td></td><td></td><td></td></tr>
<tr><td>고객의 금속 액세서리가 제거되었나?</td><td></td><td></td><td></td><td></td><td></td></tr>
<tr><td>수행준거3.1</td><td>관리부위를 클렌징하고 토너로 피부를 정돈할 수 있다.</td><td></td><td></td><td></td><td></td><td></td></tr>
<tr><td>수행준거3.2</td><td>관리목적에 맞게 블렌딩 한 아로마 오일을 피부에 도포할 수 있다.</td><td></td><td></td><td></td><td></td><td></td></tr>
<tr><td>수행준거3.3</td><td>5가지 동작을 안배하여 부드럽게 매뉴얼 테크닉 할 수 있다.</td><td></td><td></td><td></td><td></td><td></td></tr>
<tr><td>수행준거3.4</td><td>아로마 관리 후 흡수효과를 높이기 위하여 고객관리를 시행할 수 있다.</td><td></td><td></td><td></td><td></td><td></td></tr>
<tr><td rowspan="2">태도</td><td>편안하고 쾌적한 분위기를 조성하려는 태도</td><td></td><td></td><td></td><td></td><td></td></tr>
<tr><td>고객이 원하는 향을 파악하려는 적극적 태도</td><td></td><td></td><td></td><td></td><td></td></tr>
<tr><td>개선사항 및 평가서</td><td colspan="6"></td></tr>
<tr><td>평가일</td><td></td><td>고객명</td><td colspan="4"></td></tr>
<tr><td>평가자</td><td colspan="6"></td></tr>
</table>

과정/과목명 : 1201010223 아로마 테라피

① 훈련개요

훈련목표	얼굴과 신체부위에 고객의 기호에 맞는 아로마를 선택하여 에센셜 오일과 캐리어 오일을 블렌딩하고 5가지 동작을 안배하여 매뉴얼 테크닉을 수행하는 능력을 함양
수 준	5
최소훈련시간	50
훈련시설	피부미용 실습실
권장훈련방법	집체훈련

② 편성내용

단원명 능력단위 요소명	훈련내용 수행준거	평가 시 고려사항
아로마 선택하기	1.1 생산지와 보유기간, 보관장소 등을 확인하고 관리할 수 있다. 1.2 고객의 상태를 파악하여 취향에 맞는 아로마 제품을 선택할 수 있다. 1.3 선택한 아로마 제품의 효능을 고객에게 설명할 수 있다.	– 평가자는 다음의 사항을 평가해야 한다. • 관리사의 복장상태 • 아로마 관리에 적합한 준비사항 수행 여부 • 위생적인 아로마 오일 관리능력 • 적절한 아로마 블렌딩 능력 • 유의사항을 준수하여 아로마 관리를 하는지 여부
아로마 블렌딩하기	2.1 에센셜 오일과 캐리어 오일의 종류와 특징을 파악할 수 있다. 2.2 관리목적과 관리부위에 적절한 용량의 비율로 블렌딩할 수 있다. 2.3 아로마 블렌딩의 유의사항을 파악한 후 사용할 수 있다.	
아로마 테크닉하기	3.1 관리부위를 클렌징하고 토너로 피부를 정돈할 수 있다. 3.2 관리목적에 맞게 블렌딩 한 아로마오일을 피부에 도포할 수 있다. 3.3 5가지 동작을 안배하여 부드럽게 매뉴얼 테크닉할 수 있다. 3.4 아로마 관리 후 흡수효과를 높이기 위하여 고객관리를 시행할 수 있다.	

③ 지식·기술·태도

구 분	주요내용
지 식	• 인체 해부생리 • 피부의 구조와 생리 • 소독 방법 • 공중위생관리법규 • 아로마 성분 및 제품
기 술	• 아로마 제품 선택 능력 • 아로마 제품 보관 능력 • 아로마 제품 블렌딩 능력 • 에센셜 오일 분류 능력 • 캐리어 오일 분류 능력 • 쓸어서 펴 바르기 능력 • 밀착하여 펴 바르기 능력 • 어루만져 펴 바르기 능력 • 토닥토닥 펴 바르기 능력 • 떨며 펴 바르기 능력
태 도	• 편안하고 쾌적한 분위기를 조성하려는 태도 • 고객이 원하는 향을 파악하려는 적극적 태도

④ 장비

장 비 명	단위	활용구분공용/전용	1대당 활용인원
• 고압멸균기	대	공용	–
• 스티머	대		6
• 적외선기	대		15
• 확대경	대		6
• 진공흡입기	대		10
• 자외선 소독기	대		–
• 온장고	대		6

※ 장비는 주장비만 제시한 것으로 그 외의 장비와 공구는 별도로 확보

⑤ 재료

재료 목록
• 화장품 • 아로마 오일

고객관리 시 준비해야 할 참고사항

- 고객이 편안하고 안정될 수 있는 분위기 조성 능력
- 재료의 온도가 적절하게 조절할 수 있는 능력
- 몸매 형태를 파악하고 측정할 수 있는 능력
- 각 제품의 주요 성분과 관리 목적 파악 능력
- 문진, 견진, 촉진을 통해서 피부를 관찰할 수 있는 능력
- 모든 과정을 철저하게 위생적으로 시행 했는지 파악 능력
- 딥클렌징의 목적 파악 능력
- 매뉴얼 테크닉의 속도감, 리듬감, 밀착감, 세기, 시간이 어떠한지 기술 능력
- 피부유형에 맞는 5가지 매뉴얼 테크닉 기술 능력 쓸어서 펴바르기, 밀착하여 펴바르기, 어루만져 펴바르기, 토닥 토닥 펴바르기, 떨며 펴바르기
- 매뉴얼 테크닉 할 때의 주위 환경이 어떠한지 파악 능력
- 매뉴얼 테크닉을 해서는 안 되는 피부상태 파악 능력
- 전극을 사용하기 전에 미리 기기나 전극의 배치 파악 능력
- 고객에게 과정을 미리 설명하고 주위사항 파악 능력
- 금속 액세서리를 제거되었는지 파악 능력
- 미용기기 상태 파악 능력 및 관리능력
- 미용기기 사용 능력
- 피부유형과 제품을 선택하는 능력
- 팩, 마스크의 도포 및 제거능력
- 마무리 처리 능력

직무수행 요건

(1) 지식

- 근골격계·해부생리
- 몸매진단 방법
- 체형의 유형과 특징
- 피부관리 이론
- 피부미용기기 종류와 특징
- 분석표 작성방법
- 인체구조와 생리
- 관리프로그램 작성기법
- 기초화장품 종류 및 성분
- 몸매 피부미용 관리 방법
- 공중위생과 소독 방법
- 몸매 피부유형의 특징과 관리방법
- 딥클렌징 제품과 피부미용기기 사용법
- 피부의 구조와 생리
- 근골격계·해부생리
- 공중위생과 소독 방법
- 피부관리 이론
- 기초화장품 종류 및 성분
- 피부미용기기 사용법
- 매뉴얼 테크닉 기법
- 화장품 종류·성분 및 사용법
- 피부의 구조와 생리
- 보습, 화장품 종류·성분 및 사용법
- 피부유형별 관리방법

(2) 기 술

- 신체구조 및 장단점을 파악하는 능력
- 부위별 체형에 대한 분류 능력
- 몸매관리 계획 수립 능력
- 분석결과에 따른 체형구분 능력
- 클렌징 테크닉 능력
- 위생관리 능력
- 습포사용 능력
- 몸매 피부유형에 따른 딥클렌징 제품 선택 능력
- 물리적·화학적 방법 적용 능력
- 피부미용기기 활용 능력
- 쓸어서 펴바르기 능력
- 밀착하여 펴바르기 능력
- 어루만져 펴바르기 능력
- 토닥토닥 펴바르기 능력
- 떨며 펴바르기 능력
- 팩과 마스크 선택 및 사용능력
- 팩과 마스크 제거 능력
- 제품을 바르는 능력

(3) 태 도

- 고객의 심리적 안정감을 주려는 태도
- 위생적으로 고객을 배려하려는 태도
- 고객의 반응을 살피려는 객관적 태도
- 고객이 편안히 이완할 수 있도록 배려하려는 태도
- 고객을 편안하고 안정적으로 배려하는 태도
- 신체부위 노출을 삼가려는 배려심 있는 태도
- 고객의 선호도에 따른 화장품의 사용량을 조절하려는 태도
- 잔여물이 남지 않도록 노력하려는 적극적 태도

참고 문헌

- NCS 학습모듈 대분류 12, 중분류 1. 이미용, 소분류 1.이미용서비스, 세분류 02피부미용. 국가직무능력표준 학습모듈, 2017년.
- 고혜정 외, "그림으로 배우는 아로마테라피", 군자출판사, 2014.
- 권경옥, "이론과 실제 아로마 치료", 메디시언, 2002.
- 김기연 외, "아로마테라피 이론 및 실기", 수문사, 2008.
- 김문주 외, "아로마테라피", 청구문화사, 2010.
- 김미숙 외, "아로마를 활용한 전신관리", 훈민사, 2012.
- 이은우 외, "NCS 몸매관리 개정판", 메디시언, 2018.
- 이은우 외, "에센스 아로마테라피", 메디시언, 2014.
- 이은진, 박소정, "아로마테라피", 훈민사, 2017.
- 하병조, "아로마테라피", 훈민사, 2006.

찾아 보기

Index

NCS 적용교육

아로마테라피 실습

스터디 가이드북

2019년 4월 25일 초판 인쇄
2019년 5월 1일 초판 발행

저 자 이은우 · 장윤정 · 최윤정 · 고경륜 · 김경연
김선희 · 김정숙 · 김현주 · 박주아 · 오수정

발행인 주병오 · 주민기

발행처 메디시인

주 소 경기도 파주시 회동길 209
파주출판문화도시
영업팀 (031)955-7566 · 7577
편집디자인팀 (031)955-7731
F A X (031)955-7730
홈페이지 www.ji-gu.co.kr
전자우편 jigupub@hanmail.net
등록번호 2005년 2월 16일 제 406-2005-000045호

ISBN 979-11-86739-72-3 값 18,000원

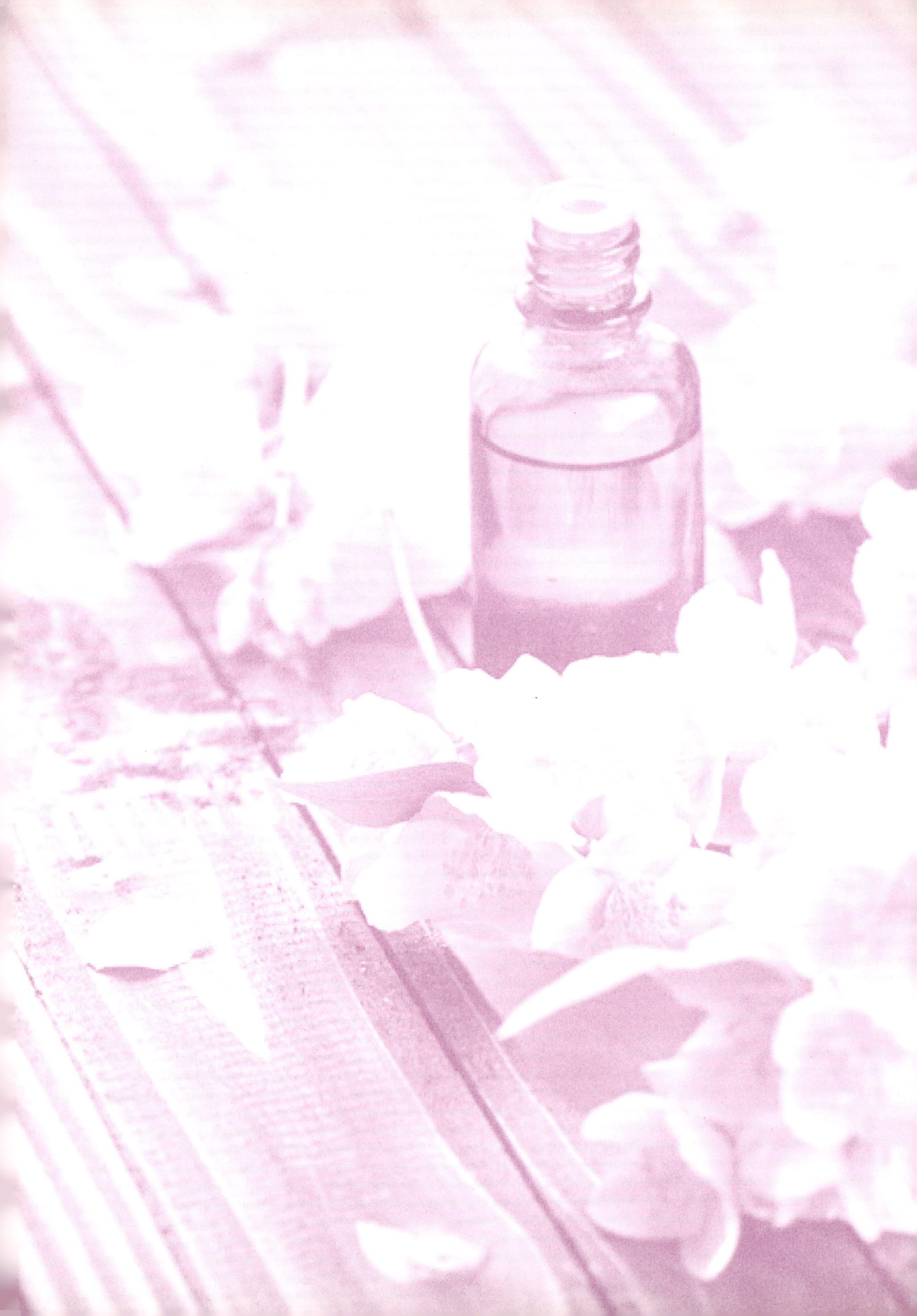

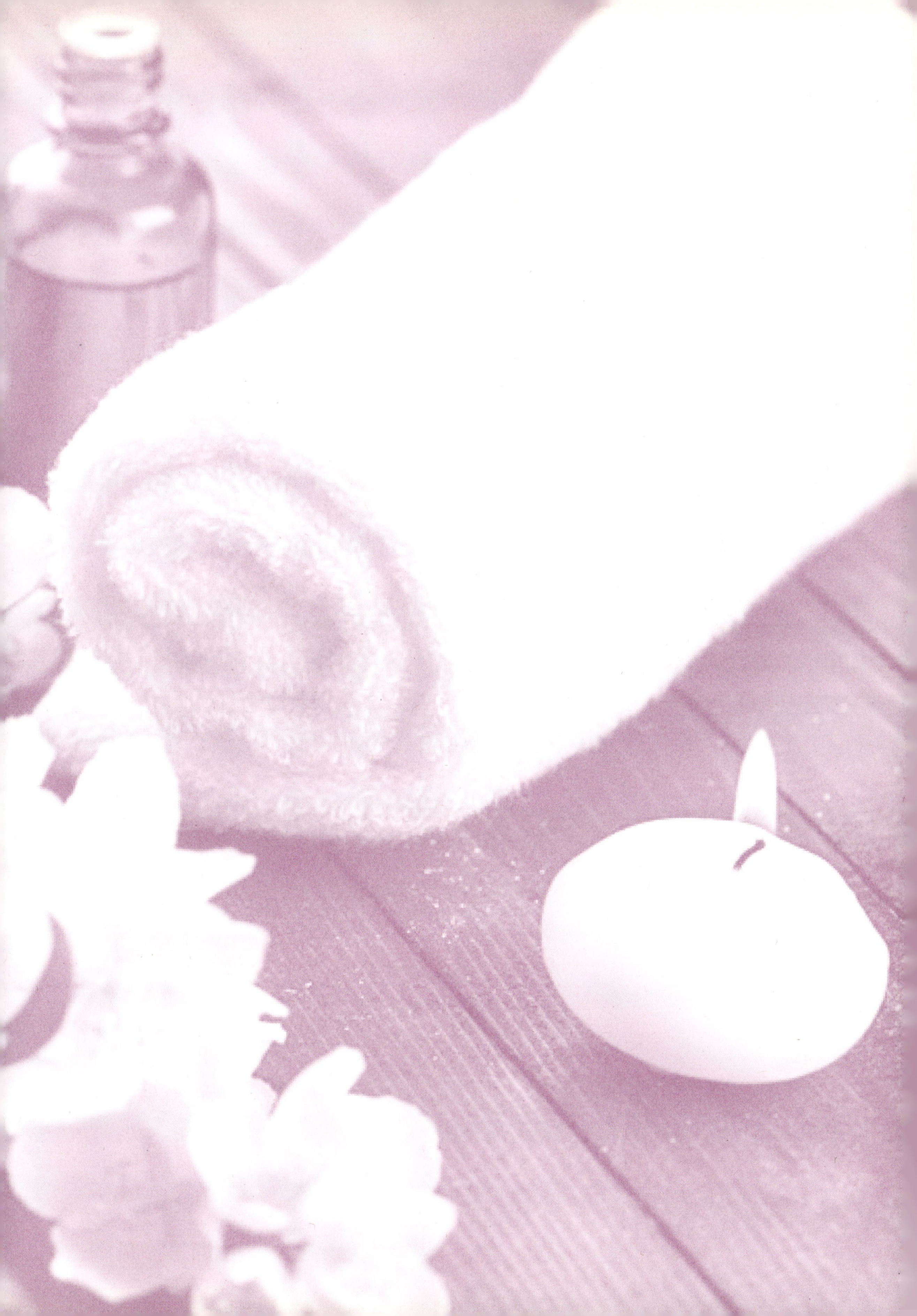